AF392992

LES TOXICOMANES
PARMI LES AUTRES

JEAN BERGERET

LES TOXICOMANES PARMI LES AUTRES

Préface du
PROFESSEUR CLAUDE OLIEVENSTEIN

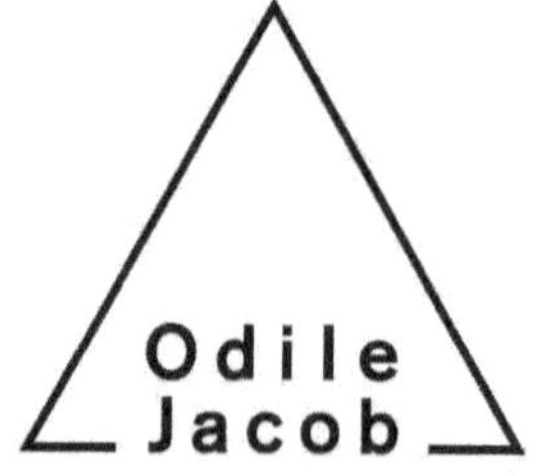

Préface

Le professeur Jean Bergeret est un des spécialistes européens reconnus et surtout un des cliniciens les plus compétents dans le domaine des dépendances. Subtil, il garde les pieds sur terre, ce qui n'exclut pas, loin de là, une réflexion profonde et une remise en cause permanente des notions les plus communément admises.

Jean Bergeret a formé à son école des dizaines de cliniciens solides et compétents; il nous a permis, dans des débats fructueux (où nous n'étions pas toujours d'accord), de réfléchir et d'évoluer. Personnellement, sans lui, je me serais autosatisfait du star-system qui exclut la prudence et la vérification des données que nous estimons évidentes.

Il nous a également enseigné la rigueur d'un universitaire de haut niveau dont l'œuvre abondante, sans cesse renouvelée, appartient maintenant aux classiques de notre spécialité.

Voilà que Jean Bergeret se met en colère, pour nous troubler une fois de plus : il ose affirmer que la toxicomanie n'existe pas, qu'il s'agit de la fabrication d'un mythe dangereux pour soi-même et autrui; par des exemples clairs et concrets, dans une langue vivante et admirablement simple, il nous explique que ce qui est important, ce n'est pas le symptôme mais les causes qui ont engendré l'apparition du symptôme : causes sociales, économiques bien sûr mais surtout, et c'est là l'essentiel, causes qui se situent dans l'individualité de chaque sujet.

Nous sommes donc devant une réhabilitation de la singularité. Il était temps : faisant ma visite un jour dans mon service, je constatai avec effarement que tous les hospitalisés avaient pratiquement le même traitement — un traitement contre la dépendance physique. Poursuivant mon enquête, je remarquai que l'histoire personnelle du sujet n'était pratiquement jamais prise en compte dans la stratégie thérapeutique mise en place et cela quelle que soit la compréhension fine des membres de l'équipe. En clair, cela voulait dire que le poids institutionnel est devenu plus important que les carences individuelles du sujet.

Nous connaissons trop les effets pervers du réductionnisme pour ne pas être vigilants, mais nous ne connaissons pas assez le mal que peut faire la transformation d'un problème en un mythe qui va croître pour lui-même et par lui-même.

Jean Bergeret montre bien la naissance du mythe, il nous rappelle l'importance de la rumeur drogue, le côté non fiable et éminemment critiquable des statistiques, y compris la fameuse épidémiologie qui est la « tarte à la crème » de la pseudo-science d'aujourd'hui.

En comparant les usages de produits toxiques avec d'autres comportements non normatifs comme par exemple les suicidaires, il réintroduit (et cette nécessité est aveuglante) la notion de facteurs de risques. Pour lui, « toxicomanie » est une étiquette un peu fourre-tout qui masque les causes profondes de la détresse d'un sujet et son besoin de dépendance affective.

Cela n'est pris en compte ni par certains soignants ni surtout par les pouvoirs publics obsédés et fascinés par l'objet drogue. Jean Bergeret nous met en garde, ainsi, contre les tentatives d'interventions magiques ou le risque d'interventions hyperprotectrices.

Pour lui les toxicomanies ne sont ni plus ni moins que l'échec de la gestion personnelle des buts de vie d'un sujet. Une telle analyse n'a pratiquement jamais été faite par la classe politique et les rapports qu'elle a suscités, car évidemment cette salutaire vision des choses nécessiterait la mise en place de plans décennaux qui insisteraient sur la prévention primaire. Elle imposerait donc un effort permanent, pédagogique et thérapeutique sur les facteurs de risque et sur l'état affectif.

Rude langage qui nous incite à individualiser et responsabiliser. L'obsession générale d'agir sur l'offre, c'est-à-dire sur le produit, ainsi que l'obsession d'aller vite, masquent, dans tous les pays, le travail responsable des parents et des éducateurs pour construire chez les enfants un imaginaire positif. De même qu'elle dilue les responsabilités et notamment l'importance de faire respecter la loi du père.

Nous sommes d'accord avec Jean Bergeret pour estimer que les toxicomanies ne sont que symptômes. Toutefois nous nous posons, quant à nous, deux questions.

Oui ou non le produit fabrique-t-il de l'imaginaire? Nous considérons pour notre part qu'il existe une spécificité créatrice dans la rencontre du sujet et de l'objet drogue.

Jean Bergeret affirme que « tous les grands toxicomanes évoluent au sein de lignées nettement pathologiques ». Est-ce qu'une telle affirmation ne minimise pas le risque de la rencontre du produit et d'une personnalité adolescente ou préadolescente, mal ou peu constituée? Cela d'autant plus que, comme Jean Bergeret le signale, les situations familiales oscillent souvent entre le « trop » et le « pas assez ».

Il faut remercier avec force l'auteur pour son rappel de facteurs déclenchants transgénérationnels et notamment l'importance de la dépressivité familiale, cause majeure des carences identificatoires et des carences imaginaires.

Dès lors, s'ébauchent les réponses positives aux questions posées. C'est là peut-être la partie la plus novatrice et la moins spectaculaire du livre : s'intéresser aux systèmes de pensée des enfants, présenter la prévention à l'école comme un moyen d'éviter la constitution d'une pathologie psychiatrique et enfin proposer aux adultes d'être des modèles pour un imaginaire positif (notamment les enseignants) sont à leur tour des conduites à hauts risques puisqu'elles impliquent une réflexion éthique et morale des adultes.

Mais c'est bien la seule voie pour la santé de l'imaginaire. Cela sans triche et sans vision naïve de la situation.

On nous rappelle qu'Œdipe a failli être tué par ses parents et que l'enfant dispose d'un instinct de violence qu'il faut satisfaire d'une manière contrôlée, sans quoi il verse dans une extase narcissique.

Dès lors, quand on a admis cela (et il est urgent de l'admettre), il appartient aux responsables d'organiser la prévention primaire. Cette dernière s'organise autour des facteurs de risques que sont la morosité, la dépressivité, les carences imaginaires et les carences identificatoires.

Bref, la prévention primaire doit être intégrée et permanente, elle ne doit pas se contenter de former des formateurs artificiels. Elle doit appuyer les formateurs qui conservent leurs fonctions traditionnelles.

Donc, et cela est difficile, la prévention primaire doit conserver un aspect naturel aux différents modes d'intervention des adultes.

Dans cette dernière partie, le livre insiste sur la nécessité d'un dialogue ininterrompu et, après une analyse du rôle possible des médias, il réclame que la primauté de prévention primaire revienne à l'Éducation nationale associée à la Jeunesse et aux Sports, plutôt qu'à la Santé ou à la Justice.

Voilà donc un livre grave, qui ne fait aucune concession, ni à la mode, comme il va de soi, ni aux stratégies mises en place par les pouvoirs publics, ni aux spécialistes engagés dans le champ des toxicomanies.

Il ne fera pas plaisir à certains. Quelquefois il m'a secoué, heurtant certaines de mes convictions. Mais ce livre sage et modeste est le résultat d'une immense expérience et d'une éthique basée sur le respect de l'identité d'autrui, en particulier de l'identité du patient.

Le profond respect que j'éprouve et pour l'homme et

pour l'œuvre, est renforcé à la lecture d'un livre sans démagogie, que les pédagogues, les éducateurs, les soignants, les intervenants en toxicomanie, mais également les parents, les pouvoirs publics devraient avoir en première place dans leur bibliothèque.

Professeur Olievenstein
Paris, le 15 février 1990

Le drame véritable

En tant que clinicien ayant été amené à soigner, depuis si longtemps, des toxicomanes au milieu de bien d'autres formes de difficultés, je ne peux que reconnaître l'évidence du symptôme que nous constatons tous, c'est-à-dire l'existence d'un grand nombre de drogués, avec tous les problèmes spécifiques que cela implique, dans un premier temps du moins.

Les actions habituelles, centrées sur les soins et la répression du trafic, m'apparaissent donc comme tout à fait indispensables. Sont-elles pour autant primordiales? Notre préoccupation première ne devrait-elle pas demeurer fixée surtout sur un souci d'éviter l'apparition de nouveaux toxicomanes? Une prévention efficace, destinée à mettre les jeunes à l'abri de la pharmacodépendance, devrait porter essentiellement sur les motifs de la demande présente chez tant de sujets et non pas seulement sur la répression de l'offre de produits toxiques, offre qui ne fait que répondre à cette demande.

Les énergies se trouvent actuellement focalisées sur les soins et la répression; l'illusion que représente cette attitude courante, et les erreurs dans les choix politiques qui en découlent, nous empêchent de nous intéresser plus sérieusement aux causes profondes des souffrances auxquelles nous avons à faire face et d'envisager des attitudes préventives vraiment capables d'enrayer l'évolution des facteurs de risques, qui conduisent à la pharmacodépendance comme à bien d'autres formes de difficultés, moins spectaculaires peut-être, mais tout aussi fâcheuses.

Il semble évident que si les soins donnés aux toxicomanes ou la répression du trafic constituaient les meilleurs moyens d'agir dans le sens de ce qu'on appelle « la lutte contre la drogue », nous aurions vu se réduire sensiblement, et depuis longtemps, le nombre des sujets qui, jour après jour, deviennent pharmacodépendants.

Nous ne manquons pas en effet, à travers le monde, de centres de soins ou d'accueil de qualité et un peu partout la répression du trafic est confiée à des services opérant avec le plus grand sérieux. Or les résultats obtenus sur la réduction du nombre des nouveaux drogués apparaissent pour le moins décevants. Tout ne peut être ramené aux problèmes concernant l'offre de substances toxiques et aux effets de ces substances. C'est ce que je voudrais expliciter dans cet ouvrage, en montrant la nécessité d'un changement d'attitude de la part du public, des médias et des décideurs politiques à l'égard d'un problème abordé de façon trop timide et trop fragmentaire.

L'éclosion des toxicomanies les plus diverses est apparue comme un cri d'alarme poussé par les jeunes au nom de tous, en même temps que comme l'expression caricaturale, insupportable pour les adultes, de leurs propres difficultés.

Il n'y a pas de semaine où un organe de presse, une radio, une chaîne de télévision ou un personnage politique ne vienne dramatiser tel ou tel aspect du « problème drogue ». Nous sommes tous tentés de nous montrer complices de cette dramatisation et de participer activement au jeu pernicieux qui consiste à ne pas se poser les véritables questions de fond :

A quoi cela correspond-il? De quoi cela vient-il?

Nous épuisons nos énergies en direction seulement de la biochimie, des législations, des mesures policières ou de telle ou telle nouvelle thérapeutique, alors que les sujets se trouvent déjà submergés par l'épidémie.

On s'acharne à parler de la toxicomanie comme s'il

s'agissait d'une entité autonome nouvelle et terrifiante, tombée subitement, comme un cyclone, sur un univers paisible et innocent.

Les discours tenus sur la toxicomanie apparaissent comme insensés, irréalistes, passionnés (ou compatissants, ce qui n'est pas meilleur). Les organes médiatiques les plus sérieux, les hommes politiques les plus crédibles, dès qu'il s'agit de « drogue » perdent, tout sens de la mesure, tout désir d'enquête objective; on va dans le sens d'une dramatisation défensive, et l'on opère une dérivation par rapport aux vrais problèmes sous-jacents.

Le drame le moins apparent, mais certainement le plus pernicieux, réside dans cette façon de chosifier une évidence purement manifeste : « la toxicomanie ». Une hypothèse de travail plus positive postulerait que « la toxicomanie » n'existe pas en soi, mais ne constitue qu'un *signe*. Le signe, très douloureux pour tous, d'un désordre fort sérieux des systèmes de pensée, chez les jeunes comme chez les moins jeunes; en même temps qu'un appel à l'aide.

Ceux qui ont la charge redoutable de s'occuper des problèmes de la jeunesse d'une façon générale, et non seulement sous des aspects morcelés, fragmentaires et morbides, ne peuvent plus se taire, ni se laisser détourner dans leur attention par les appels les plus justifiés à une action seulement immédiate et superficielle. Il y a lieu de stigmatiser la naïveté non gratuite du discours restrictif tenu dans l'opinion publique, dans les médias ou dans les milieux politiques. Le drame du silence et du désintérêt recouvrant toute la partie la plus importante et la plus cachée de la crise qui agite notre socioculture, à tous niveaux, doit être clairement dénoncé.

Ayant eu l'occasion, dans différentes conditions, d'écouter beaucoup de jeunes, et pas seulement des toxicomanes, et pas seulement des malades, j'ai rencontré chez nombre d'entre eux une avidité de compréhension et de soutien qui parvient à s'élaborer positivement chez certains, moins facilement chez d'autres. Les toxicomanes pour la plupart ont souffert d'un échec de leurs demandes affectives; mais ils ne sont pas les seuls. Des carences tout à fait identiques à celles qui marquent les sujets ayant évolué vers la pharmacodépendance se retrouvent, très parallèlement, dans d'autres situations critiques sans rapport avec la fixation à des produits illicites.

M'appuyant sur mon expérience clinique des toxicomanes de l'après-guerre et aussi des dépressifs des générations plus récentes, je me suis penché, à partir de 1970, avec un certain nombre de collègues, sur les problèmes nouveaux posés par les jeunes toxicomanes chez lesquels je retrouvais beaucoup d'éléments communs avec les deux ordres de situations que j'avais jusque-là étudiées et traitées.

En 1975, à la demande du ministère de la Santé, j'ai été conduit à fonder, à l'Université Lyon II, le Centre national de documentation sur les toxicomanies, dont les efforts se poursuivent à l'heure actuelle sous la conduite de collègues avec lesquels j'ai longtemps travaillé; il s'y est ajouté une banque de données, « Toxibase ». Les buts du CNDT n'ont pas varié : rassembler les documentations, diffuser des informations pertinentes, contribuer à la formation des personnels soignants en élargissant leur champ conceptuel et promouvoir des recherches, en particulier sur la prévention.

Les activités au CNDT nous ont beaucoup appris non seulement sur la réalité profonde du phénomène appelé « toxicomanie » mais aussi sur ceux qui parlent ou entendent parler des problèmes concernant les pharmacodépendances.

Mieux situer le pourquoi des toxicomanies, et par voie de conséquence comprendre les aspects affectifs et relationnels du phénomène toxicomaniaque, au milieu de l'ensemble des problèmes de notre temps, voilà une tâche extrêmement urgente, si nous voulons avancer dans la compréhension des causes du vagabondage psychique très dramatique dont tant de jeunes se trouvent victimes, et envisager avec sérénité des mesures préventives vraiment pertinentes et vraiment efficientes.

Les résultats d'une stratégie de prévention mieux conduite à l'égard de l'ensemble des menaces affectives et relationnelles qui pèsent sur nos jeunes générations seront sans aucun doute positifs, mais seulement sur les dix années à venir. Nous ne sommes certainement pas les seuls au CNDT à le dire. L'Institut de recherches européen sur les facteurs de risques chez l'enfant et l'adolescent (IREFREA) a montré quelle est la voie raisonnable de prévention en face des principaux secteurs de fragilité intime et relationnelle repérables par nos enquêtes, chez les jeunes, et chez les moins jeunes qui ont le pouvoir de conditionner les jeunes.

Il nous faut reconnaître en premier lieu que *la toxicomanie n'existe pas en soi,* de façon isolable; il nous faut reconnaître que le « phénomène-drogue » ne constitue qu'un leurre, qu'un écran, qu'une forme, souvent tragique certes, mais cependant très partielle, de symptôme traduisant un malaise beaucoup plus profond et beaucoup plus étendu que ne le laisse supposer le bruit fait autour des seules prises de toxiques. La fixation du public sur la toxicomanie détourne de problèmes plus authentiques et moins spécifiques. La toxicomanie est devenue trop souvent une sorte d'excuse absolutoire destinée à nous épargner la prise de conscience des errements de nos propres systèmes de pensée et des errements de certains de nos comportements. Nous sommes tous concernés.

Les erreurs

Chapitre premier

La rumeur-drogue

Le discours tenu sur la drogue par les uns et les autres est devenu peu à peu une forme très efficace de rumeur, destinée à imposer à l'ensemble de l'opinion une idée erronée qui parle de la « drogue » sur un registre tellement outrancier et tellement dévié du rôle réellement joué par le produit chimique, que les fonctions ainsi attribuées au produit ne risquent plus de se voir repérées à leur juste place et dans leurs justes proportions. La rumeur évite de remettre en cause l'angoisse, la mauvaise conscience, le sentiment d'incapacité ou de honte et celui consécutif de colère, que tant d'individus ou tant de groupes sociaux portent en eux-mêmes, dès que l'on parle de drogue.

La rumeur répandue autour de tout ce qui touche à la drogue remplit la double fonction de clamer d'abord, en l'exagérant, l'existence d'un malaise relationnel et d'un désordre intérieur, puis d'en dévier le sens; cela nous permet de ne plus repérer nos véritables responsabilités et nous écarte ainsi des stratégies qui s'avéreraient efficaces dans le cadre de la prévention de désordres parfaitement prévisibles.

Plus on fait de bruit à côté des problèmes vraiment posés par l'extension actuelle des pharmacodépendances, plus on évite d'aborder objectivement ces problèmes. Un non-dit défensif portant sur le fond des choses nous évite de courir le risque de nous voir accusés de dissimulation, puisqu'en surface on ne cesse de s'agiter autour de la drogue, de son usage, de son trafic.

La rumeur a pour fonction de réduire l'angoisse et la culpabilité en rejetant sur des constructions imaginaires et illusoires une responsabilité trop pesante, tout en satisfaisant le besoin d'explication magique. Ces deux attitudes sont connues comme caractérisant le modèle de pensée infantile qui persiste et se réveille si facilement chez l'adulte.

Le pompier incendiaire

On rencontre un peu partout dans le monde des organismes ou des individus qui, sous le prétexte de croisade contre la drogue, se nourrissent en réalité de la rumeur qu'ils entretiennent dans le public et dont ils intensifient la circulation. L'accent essentiellement et sélectivement porté sur l'action biochimique d'un produit magique qui toucherait de façon fortuite un sujet, décrit comme purement passif et vierge jusque-là de toute vulnérabilité affective, constitue le thème de base sur lequel se développe la rumeur-drogue. Décrire l'environnement immédiat du futur drogué comme étant lui-même innocent et n'ayant induit aucune difficulté relationnelle chez l'enfant ou l'adolescent menacé, ajoute à ce mouvement dénégatif et défensif qui favorise la propagation de la rumeur.

On voit la drogue partout et surtout « ailleurs »; la drogue serait, à elle seule, cause de tous les maux.

En attirant l'attention sur le produit chimique et l'élément purement extérieur qu'il représenterait, on la détourne sur un facteur qui, tout en étant réel, demeure cependant secondaire; on évite de prendre en considération les aspects humains et relationnels essentiels, dans leurs carences ou à travers les crises qu'ils provoquent. On entend très souvent dans l'entourage du nouveau drogué ce genre d'écho de la rumeur, accusant le produit et les autres : « Qu'est-ce qu'on a bien pu lui faire, ou lui dire [ailleurs], pour qu'il en soit arrivé là?... Nous qui ne lui avions jamais refusé quoi que ce soit... Nous qui ne le laissions manquer de rien. » On reconnaît là une façon indirecte d'avouer avoir préparé des vécus de « manque », dès qu'il s'agira pour le jeune de pourvoir lui-même à ses besoins matériels et affectifs et de chercher à y répondre d'une façon raisonnable et satisfaisante.

La rumeur masque les erreurs et les fautes, mais aussi les désirs obscurs et inavouables de ceux qui la propagent. Comme toutes les rumeurs, la rumeur-drogue envahit très vite de très larges secteurs, car elle se trouve alimentée et attisée par des groupes de gens angoissés et honteux, comme des pompiers qui seraient torturés par quelque désir incendiaire inconscient; il y a donc lieu de réclamer aux autres des moyens extérieurs toujours plus conséquents, et bien sûr toujours insuffisants, pour lutter contre un foyer qu'en réalité on alimente de l'intérieur, en soi-même; il y a lieu de clamer la responsabilité des autres.

La rumeur-drogue déforme la réalité, amplifie les effets de l'erreur, et fait dériver vers des voies sans issue les énergies les plus sincères; elle entrave aussi les opérations qui seraient les seules payantes à long terme, c'est-à-dire des mesures de prévention adaptées aux causalités profondes d'un drame humain dont les pharmacodépendances ne représentent que le symptôme actuellement le plus visible.

Les petites étoiles

Nous sommes à la porte d'un collège, dans une sous-préfecture de l'Ile-de-France, au moment de la sortie des classes. Des parents d'élèves, peu connus jusque-là par les deux associations qui interviennent habituellement dans ce collège, distribuent des tracts aux autres parents venus chercher leurs enfants pour regagner leurs domiciles de banlieue.

Des scènes identiques se sont déroulées à la sortie de nombreux établissements secondaires en France. Des collègues étrangers nous ont appris que le même phénomène s'était également produit dans d'autres pays.

Que nous disent ces tracts? Sans aucune référence d'origine, ils tiennent à nous mettre en garde contre un danger qui menacerait les élèves. En effet, certains adultes proposeraient à l'entrée du collège des sachets de friandises ayant la forme de petites étoiles dont certaines seraient imbibées de LSD. En suçant ces étoiles les enfants prendraient l'habitude de goûter aux effets d'un produit redoutable; ils ne pourraient plus s'en passer par la suite.

Une partie de ce tract apparaît comme tout à fait fondée, car le LSD est connu pour son action possible même à des doses minimes. Il s'agit sans aucun doute du produit toxique le plus facile à cacher et à diffuser. Tous ceux qui ont travaillé dans des centres d'accueil ouverts aux toxicomanes ont fait, un jour ou l'autre, la pénible découverte d'un trafic dont ils étaient loin de se douter et qui se déroulait sous leurs yeux depuis un temps parfois assez long, étant donné les minuscules dimensions des comprimés introduits dans l'établissement par les visiteurs, parfois dans la correspondance. Or le LSD, utilisable à des doses extrêmement faibles, constitue également un produit des plus nocifs.

Cette partie du tract étant rigoureusement exacte, elle permet d'entraîner sur l'ensemble de son contenu l'adhésion de l'opinion. Si une partie du texte s'avère justifiée, pourquoi ne le serait-il pas dans son entier?

C'est ainsi que fonctionne la « rumeur-drogue » avec bien d'autres aspects, tout en suivant le même processus de contamination progressive à partir d'une base d'information vérifiable. La présence d'une vérité partielle va nous entraîner très loin dans l'erreur; en fin de compte cette erreur apparaîtra comme lourde de conséquences.

Aucune étoile, petite ou grande, imbibée ou non, n'a été découverte dans l'ensemble des lycées et collèges où les tracts avaient diffusé l'avertissement dont il est question. Pourtant la vigilance des parents avait été particulièrement éveillée, mais dans des directions dérivatives et certains parents au caractère craintif, d'ailleurs relativement agressifs d'une façon générale à l'égard des enseignants, n'ont pas manqué d'entreprendre des démarches auprès de l'inspection d'académie comme auprès des élus locaux. Le scandale reposerait, comme il va de soi, sur un relâchement de la discipline dans les établissements; le trafic évoqué devint l'occasion d'un vigoureux rappel à l'ordre adressé aux directeurs et aux personnels enseignants, accusés de manifester une évidente désinvolture.

A partir des contacts pris de divers côtés par les parents les plus raisonnables, il a été tout à fait impossible de déterminer l'origine de ces tracts. Les distributeurs eux-mêmes, quand ils ont pu être identifiés, ont déclaré avoir été abusés par d'autres personnes qu'ils ne connaissaient pas et qui leur avaient remis de tels documents en les persuadant de l'importance et de l'urgence de la diffusion de cette mise en garde contre les dangers des fameuses petites étoiles.

De là à accuser les trafiquants d'avoir eux-mêmes rédigé de telles mises en garde, il n'y avait qu'un pas vite franchi par certains; mais cette subtilité, au niveau de revendeurs en général assez misérables, semble fort improbable.

L'effet paradoxal

Il paraît certain qu'en raison du bruit fait autour de cette affaire, la rumeur a apporté une publicité gratuite au produit dangereux; en raison par ailleurs du halo de mystère qui entoure ces petites étoiles et l'ensemble de l'opération, la rumeur a constitué un encouragement à la transgression. Autrement dit la rumeur concernant les petites étoiles, déclenchée probablement par quelques parents coupables, angoissés et maladroits, servirait davantage la cause de la drogue que la lutte contre cette dernière.

Les esprits se sont peu à peu apaisés en Ile-de-France, mais on a vu la même rumeur réapparaître en Provence, puis en Normandie, puis en Lorraine et aussi en Gascogne. Un peu partout, de petits foyers de rumeurs assez identiques prenaient naissance autour d'un collège ou d'un lycée, puis gagnaient un certain nombre d'établissements; on voyait s'agiter les parents les plus inquiets à la remorque de ceux qui, en tous domaines, s'affichent habituellement comme les plus fanatiquement prosélytes; les chefs d'établissement demandaient en vain des instructions à leur Rectorat. On cherchait sans succès à remonter à la source de la diffusion.

Ce genre de rumeurs n'est pas nouveau. On a vu des attitudes analogues naître et se développer à propos de tous les mythes qui hantent l'opinion publique, tout en procurant un prétexte à la projection, sur des êtres mystérieux et mal définis, des causes des maux de manière assez ambiguë. Il s'agit de rumeurs qui ont prétendu protéger les gens « sains » des Juifs, des Arabes, des Gitans, etc., à partir de faits très ponctuels qui avaient effectivement concerné un membre tout à fait isolé de l'une de ces communautés. On se souvient de la célèbre « rumeur d'Orléans » visant toute une catégorie de commerçants du vêtement accusés de faire disparaître des jeunes filles.

L'extérieur et le magique

Le tract portant sur les petites étoiles imbibées de LSD a fonctionné comme une rumeur avec ses effets pernicieux et son auréole magique; le caractère anonyme de l'information stimule les aspects autorenforçateurs de toute rumeur par l'exacerbation résultant, sur le registre imaginaire, de tout ce qui paraît magique, tout autant chez les adultes que chez les enfants.

L'exemple de ce tract correspond à la fois à une situation très objective puisqu'il s'agit d'un produit réel et à une situation tout à fait caricaturale dans la façon dont se répand, à propos d'un produit réel, un faux bruit entraînant non seulement la peur, mais aussi des réactions de colère à l'égard des acteurs potentiels extérieurs, source présumée de l'intoxication, ou accusés de complicité, c'est-à-dire l'administration, les enseignants, ou certains parents trop laxistes.

Une rumeur de cette sorte permet d'exprimer des fantasmes très archaïques prêts à se fixer sur tout support un peu magique et un peu terrifiant dont l'origine sera attribuée à une intervention forcément étrangère, extérieure, et donc maléfique, disculpant du même coup le groupe des adultes réputés de bonne volonté.

Une rumeur aussi stupide en soi n'a pu se développer avec une facilité aussi déconcertante qu'en raison de la fragilité de l'objectivité accordée aux propos habituellement tenus par certains adultes se posant comme compétents dans le domaine des toxicomanies. A force aussi de voir publier un peu partout n'importe quoi, au registre des pouvoirs publics ou des médias, sur la drogue en général, le public en arrive à ne plus accorder de crédit à ce que disent les gens qui désirent se montrer sérieux et crédibles, en mettant en évidence la complexité des problèmes.

Mais le public, en même temps, se trouve prêt à croire n'importe quoi, sans vérifier l'origine du propos et sans soumettre l'information reçue aux critères les plus élémentaires du jugement, car il est plus facile de croire à ce qui se présente comme simplificateur, donc erroné, qu'à ce qui demeure sérieux, donc plus complexe.

On retrouve dans les discours tenus sur les toxicomanies des bruits sans fondement ou des allégations fantaisistes, des allusions à des faits non vérifiables, ou de prétendues confidences sur ce qui se passerait ici ou là; on reçoit comme assurées des informations incontrôlables ou des anticipations qui ne se verront heureusement pas confirmées par la suite. Le discours sur la toxicomanie fonctionne en utilisant les mécanismes décrits à propos de toutes les rumeurs.

Il peut s'agir d'une para-information, parfois même d'une contre-information d'allure assez spontanée qui dans le même mouvement précède, stimule, accompagne, complète, et même à l'occasion contredit la rumeur proprement dite.

Peu importe l'ordre suivi dans les différentes étapes; l'effet cumulatif de ces mouvements opère à tout coup.

La rumeur-drogue prend parfois des aspects tellement surprenants qu'on doit se demander quel est le degré d'attraction opéré par des fantasmes décrits comme épouvantables mais pouvant jouer un rôle beaucoup plus subtil auprès du public, des médias et des pouvoirs publics, parallèlement au rôle attractif évident que la rumeur-drogue joue auprès de ceux qui s'engagent dans la pharmacodépendance. L'« abominable » produit chimique est investi par la rumeur-drogue d'un pouvoir magique et finalement conçu comme merveilleux...

Nous n'avons aucune envie de constater que nous possédons tous en nous un reste d'illusion infantile attendant une satisfaction, ou simplement un remède à nos déceptions, qui proviendrait d'une action magique et extérieure; autrement dit qu'une partie de nous-mêmes fonctionne, plus discrètement certes, de manière contrôlée ou refoulée, mais exactement comme le besoin que le toxicomane affirme, au grand jour, dans son comportement. Le réveil inopportun de ce désir caché en nous est considéré comme inacceptable.

Ce sont les autres...

Colporter la rumeur-drogue c'est chercher à nous persuader que nous ne sommes menacés que par des produits extérieurs, mauvais, que de mauvaises personnes viennent proposer à nos enfants pour qu'ils deviennent mauvais à leur tour, alors que tout irait pour le mieux entre eux et nous, s'il n'y avait pas de drogue en circulation.

Nombre de plaquettes, de films, d'ouvrages, d'affiches, de spots télévisés ou de bandes vidéo participent à l'extension de cette rumeur qui déplace et masque les difficultés individuelles et collectives, sous leurs aspects les plus authentiquement dramatiques. Les spécialistes de la toxicomanie sont sans doute ceux qui se trouvent exposés de la façon la plus pernicieuse aux effets vraiment toxiques de la rumeur-drogue, et cela sans qu'ils s'en doutent d'abord et parfois sans qu'il leur soit possible de faire marche arrière par la suite, quand leur amour-propre se voit investi par les effets secondaires, combien séducteurs et rassurants aussi, de la rumeur.

Ceux qui se sont approchés des milieux ou des instances ayant pour but « la lutte contre les toxicomanies » ont toujours été tentés de participer à la rumeur-drogue, d'une façon plus ou moins active. Certains ont pris conscience assez vite de ce danger, sans renoncer pour autant à l'action entreprise. Mais quelques-uns acceptent sans recul un rôle de pompier incendiaire.

Le premier mouvement inclus dans la rumeur-drogue consiste à étouffer le cri d'alarme poussé par le jeune en état de malaise affectif : « Je suis malheureux, aidez-moi! » On ne saurait admettre le sens de ce cri qui nous interpelle trop personnellement.

Comme ce cri est poussé, à l'heure actuelle, sous le couvert du symptôme-drogue, le second mouvement, facilité par la rumeur-drogue, utilisera le symptôme comme s'il s'agissait d'une causalité; on en profitera donc pour conférer au produit chimique le rôle de bouc émissaire des aberrations constatées.

Le troisième mouvement amplifie le second en prétendant, devant un sentiment diffus de fragilité intérieure et aussi d'attrait inavouable, que tous les jeunes se droguent, qu'il s'agit là, en soi, du principal fléau contemporain et d'un fléau universel.

Le quatrième mouvement vient logiquement imposer la seule solution possible dans une optique rejetant l'essentiel de la pensée sur le magique et l'extérieur. En déclarant la guerre au produit chimique seulement et en mettant à l'écart les drogués, nous pensons avoir protégé nos enfants innocents; bien plus, nous nous sentons protégés nous-mêmes de prises de conscience trop exigeantes et trop inquiétantes.

La rumeur-drogue rassure donc de fait le public et les pouvoirs publics, d'où cette complicité sécurisante et répétitive conduisant à dépenser les énergies sans aucun succès profond ni durable.

Le vide affectif

La rumeur-drogue apparaît comme très efficace et très active car elle tend à combler de façon abusive le vide affectif et l'avidité d'illusions présente chez tant de nos contemporains de tous âges, déçus des conditions de vie qui leur sont offertes; ils ne conçoivent pas qu'il soit possible de s'en créer d'autres.

Il est le plus souvent impossible de déterminer les faits ou les gens qui ont été à l'origine des développements les plus aberrants de la rumeur-drogue. Cela nous porte à penser que le plus petit et le moins rationnel des indices serait susceptible d'enflammer des fantasmes sous-jacents, concernant des actions extérieures et magiques, de l'ordre des contes de fées de notre enfance, pour donner naissance à telle ou telle tentacule de la rumeur-drogue, sorte de pieuvre difficile à cerner, mais efficace à coup sûr dans son emprise sur ses victimes.

Dans quelques-uns de ses prolongements, la rumeur-drogue peut atteindre le ridicule : on l'a constaté à propos du tract concernant les fameuses petites étoiles que personne n'a pu rencontrer, pas davantage que les auteurs du tract. La rumeur-drogue s'évanouit alors, devenue inconsistante; mais elle renaît ou poursuit sa trajectoire dans d'autres directions où elle se sent solidement implantée; la rumeur-drogue se fonde en effet sur des fantasmes infantiles mal élaborés et mal gérés par les individus ou les collectivités les plus divers. Elle s'auto-engendre, elle s'auto-alimente, elle s'auto-justifie à partir de données qui mélangent le réel et l'illusoire sans qu'il soit possible de déterminer la part revenant à un illusoire confondu avec le réel. Une opposition trop bruyante à la rumeur-drogue, surtout si elle est imprudente dans ses stratégies, risque d'apporter du combustible à cette rumeur.

La rumeur-drogue traduit et entretient à la fois un tourbillon émotionnel concernant des individus comme des groupes sociaux. Si le climat ambiant devient particulièrement orageux, ce tourbillon dégénère en véritable cyclone. On voit les sujets les plus fragiles affectivement, les plus démunis sur le plan relationnel, les moins matures, se trouver aspirés, happés en quelque sorte dans l'œil, dans le tourbillon, dans la turbulence centrale du cyclone. Il ne leur reste plus alors qu'à devenir dépendants d'une façon ou d'une autre, physiquement ou en esprit, pour que se penchent sur eux, dans cette sorte de paradis artificiel qui succédera à la tourmente, un gentil médecin, une gentille assistante sociale ou un gentil éducateur qui vont être rapidement tentés eux-mêmes d'alimenter la rumeur-drogue en s'y alimentant à leur tour pour mieux alimenter encore la rumeur par la suite. Il est difficile de résister à cette tentation qui ne gagne pourtant pas, heureusement, l'ensemble des spécialistes de ces problèmes. Mais prend-on le temps d'écouter ce que ceux-ci ont à nous dire?

Le cercle vicieux entretenu dans la dynamique particulière à la rumeur-drogue ne peut que contribuer à engloutir de plus en plus de sujets à risques, qui auraient pu d'ailleurs choisir beaucoup d'autres voies signant leur échec évolutif. Certaines de ces voies, le suicide par exemple, apparaissent comme plus rapidement fatales; mais d'autres seraient sans doute préférables, qui autoriseraient un dialogue et une prise en charge dans des conditions moins artificielles.

Des chiffres pris à la lettre

Au cours d'une des nombreuses crises économiques qui ébranlèrent la France entre les deux dernières guerres mondiales, le Président de la République convoqua le ministre des Finances du cabinet démissionnaire et lui proposa la présidence du nouveau Conseil. Ce dernier lui demanda de disposer de trois jours avant de rendre sa réponse. Le Président de la République s'inquiète de la raison de ce délai qui l'embarrasse. Le ministre se réfère alors au besoin de mettre au point une stratégie adaptée aux données chiffrées de la conjoncture économique du moment. Le Président s'étonne : « Mais vous êtes l'ancien ministre des Finances; les chiffres vous les connaissez? » « Oui, répond le ministre, je les connais, mais il me faut trois jours pour leur faire dire ce que j'ai besoin de leur faire dire. »

On pourrait blâmer ce ministre pour son cynisme; je préférerai pour ma part ne retenir que l'humour et le recul, la sagesse donc, que cet homme politique avisé manifeste à l'égard de chiffres que tout le monde attend mais à l'objectivité desquels il ne croit pas vraiment lui-même.

On ne peut certes demander à un public non averti de manifester de l'humour en face des chiffres impressionnants qu'on avance à propos des toxicomanies. Mais, de la part des médias, on pourrait attendre un peu plus de recul, de critique et de souci de vérification des informations. Il serait surtout logique de trouver quelque sagesse dans l'attitude des pouvoirs publics à l'égard des dramatiques tableaux chiffrés proposés ici ou là, étant donné l'importance de l'enjeu pour l'avenir de toute une partie de notre jeunesse.

Or on continue de tous côtés à vouloir nous impressionner, sans prudence et sans contrôles, avec des chiffres souvent fantaisistes, et surtout non vérifiés parce que invérifiables.

La religion des chiffres devient la pratique obsessionnelle de notre temps. Aucun des différents niveaux de la cité, aucune intimité ne sont dispensés des exigences monstrueuses mais inévitables de l'informatique et des conséquences facilement erronées qui en sont tirées en termes statistiques.

Les pouvoirs publics ne sont pas à l'abri de cette contamination et je voudrais faire état ici d'une scène dont je me suis trouvé témoin et qui m'a beaucoup impressionné.

Il nous faut des chiffres

Nous sommes dans les salons du ministère de la Santé où se déroulent les travaux d'une commission nationale destinée à l'étude des toxicomanies. Après un tour d'horizon assez morne, le ministre en fonction manifeste son désir de voir la lutte contre les toxicomanies se fonder sur des bases solides et irréfutables, de manière à proposer à l'opinion publique, sans contestation parlementaire intempestive, des stratégies dont on laissera espérer les plus rapides effets.

Le ministre s'adresse alors à un professeur qui représente au sein de cette commission l'Institut national de la santé et de la recherche médicale (INSERM); il lui demande d'établir un certain nombre de statistiques permettant de préciser le nombre de toxicomanes existant en France, ceux-ci étant rangés selon les catégories de produits utilisés; il y aurait lieu de déterminer également le pourcentage des sujets traités et guéris parmi l'ensemble des drogués. L'accent n'est mis bien sûr que sur l'après-drogue et non sur les problèmes plus généraux dont dépend le phénomène-drogue lui-même.

Le professeur est un homme solide, taillé en athlète; il est en place à son Institut depuis longtemps; il connaît bien le problème-drogue, ses pièges et ses illusions.

Cet homme de science est à l'aise dans son rôle d'épidémiologiste et n'a aucune envie de se voir compromis dans des aventures statistiques, sortant de sa compétence et lui semblant trop aléatoires. Il répond avec courtoisie qu'en matière de détermination chiffrée du nombre des toxicomanes résidant en France et de repérage de leur forme particulière de dépendance ou de leur degré de guérison, toute étude statistique s'avère tout à fait vaine.

L'ensemble de la commission demeure silencieux; les uns sont attentifs et ne comprennent pas très bien le point de vue défendu par le professeur : ils pensent qu'il parle au nom d'un courant d'opposition et s'inquiètent; d'autres membres de la commission assistent avec satisfaction à cette mise en question des idées du ministre. Mais le plus grand nombre des participants s'ennuie. Les discours sur les toxicomanies n'émeuvent plus guère ces hauts fonctionnaires blasés qui perçoivent parfaitement l'inutilité de réunions de cette sorte mais se gardent bien de vouloir eux-mêmes compliquer les choses. On est venu, en personne, et c'est déjà beaucoup. Les ministres apprécient les collaborateurs courtois.

Le ministre est connu pour son sérieux et sa rigueur. Du point de vue gouvernemental, il a les mains relativement libres; il serait donc logique d'en profiter pour agir et d'abord mieux éclaircir les données d'un problème qui effraie l'opinion publique et irrite l'Élysée.

Le Premier ministre se trouve, de son côté, trop souvent interpellé à son gré sur la drogue, sous la forme de « questions écrites » posées par des parlementaires qui se déclarent mécontents du peu d'attention que les pouvoirs publics sembleraient apporter à la lutte contre les toxicomanies.

Il incombe donc au ministre de la Santé, à la fois de venir au secours de l'Élysée et du Premier ministre, et de rassurer l'opinion publique. Des données de base précises, des chiffres en particulier, lui faciliteraient la tâche : il espère en tirer des conclusions logiques quant au choix des actions à décider, ainsi qu'un apaisement des passions qui, à intervalles irréguliers, éclatent à l'Assemblée nationale ou au Sénat, comme les éruptions toujours imprévisibles de l'Etna ou du Stromboli. Il faut agir, « faire quelque chose »; mais d'abord disposer d'arguments solides, c'est-à-dire de chiffres. Comme si des chiffres pouvaient donner un sens à un problème aux facettes multiples et compliquées.

Le ministre essaie donc d'obtenir le concours de chiffres fournis par le professeur; mais celui-ci écarte cette éventualité avec beaucoup de déférence d'abord, puis de façon de plus en plus radicale : « Monsieur le ministre, il est vraiment impossible d'établir des statistiques en matière de toxicomanies. » La colère commence à se manifester dans le ton pris par le ministre : « Mais cela a déjà été fait par d'autres! » Le professeur reste de marbre : « Monsieur le ministre, ces études sont sans valeur. » Il espère encore être en mesure de se faire comprendre par son ministre qu'il sait intègre. Mais celui-ci, devenu tout rouge, lui réplique sèchement : « Monsieur le professeur, je vous donne l'ordre de me présenter de telles statistiques dans les trois mois! » Silence puis réponse à voix assez basse de l'épidémiologiste : « Bien, Monsieur le ministre. »

Le professeur n'aime pas qu'on discute ses points de vue et il n'a guère pour habitude qu'on lui donne des ordres. Il ne comprend pas pourquoi il est ainsi traité par un ministre qu'il estimait et qu'il aurait voulu aider; or celui-ci est devenu irascible, justement parce qu'il s'agit d'un sujet trop brûlant, que personne ne parvient à aborder sous les angles convenables.

En homme de science, le professeur aurait souhaité convaincre son ministre qu'il était possible de choisir, avec les précautions nécessaires, deux cents toxicomanes d'un côté et deux cents témoins de l'autre afin d'examiner, grâce à un questionnaire adéquat, les principales caractéristiques et les éléments différentiels marquants tirés du passé dans l'un et l'autre groupe; cette forme de recherche est courante dans le domaine bien codifié de l'épidémiologie. En revanche, on ne peut se faire scientifiquement aucune idée exacte du nombre de sujets actuellement pharmacodépendants, et encore moins de leurs différentes formes de fixation, car nous ne pouvons appréhender qu'une partie du phénomène, la seule qui soit décelable par le biais des données se référant aux soins ou à la répression, alors que toute l'autre partie de cet énorme iceberg échappe à nos capacités d'évaluation.

Le professeur aurait désiré aider son ministre à découvrir, grâce à des enquêtes tout à fait précises, les principaux facteurs de risques constituant les motivations les plus courantes des difficultés préalablement rencontrées chez les futurs toxicomanes. Il pensait contribuer ainsi à la mise au point de mesures préventives, à moyen et à long terme, qui puissent logiquement prévaloir dans l'esprit d'un ministre de la Santé soucieux de tarir les sources de l'épidémie présente de façon efficace et durable, et de créer des contre-feux, au lieu de se contenter de disperser les efforts dans des essais spectaculaires et illusoires d'extinction de foyers épars ayant déjà causé des dégâts en grande partie irréversibles.

Le point de vue d'un homme politique n'est pas celui d'un scientifique. Le professeur sait que les propositions qui seraient déduites d'enquêtes rigoureusement conduites par ses équipes auraient un effet certain; mais cet effet ne deviendrait perceptible que dans cinq à dix ans, selon l'importance des moyens utilisés pour mettre en œuvre une véritable politique de santé en faveur des jeunes de notre temps. Le ministre opère dans une tout autre optique : il lui faut offrir tout de suite à l'opinion publique et au Parlement des propositions rassurantes, prometteuses d'un effet immédiat; il lui faut donc des chiffres et, à partir de ces chiffres, les plus pessimistes possible, il tentera d'obtenir le maximum de crédits de la part de son collègue des Finances, de manière à engager encore plus de soignants et encore plus de policiers. Voilà ce qu'on appelle, en langage parlementaire, « prendre des mesures concrètes »; peu importe si ces mesures demeurent sans aucun effet sur l'extension du mal; elles sont destinées à faire taire, un bref instant, les critiques et les mises en cause provenant des collègues, de la presse et des électeurs. On ne pourra pas dire qu'on ne fait rien.

La tromperie des statistiques

Dans le laboratoire de recherches que j'animais il y a quelques années à l'Université, nous nous intéressions aux articles de presse consacrés à la toxicomanie. Une étudiante préparait une thèse sur la façon dont la presse quotidienne rendait compte des opinions et des faits se référant à la drogue, de même que des variations et de l'évolution de ces écrits. En relevant les titres ou les conclusions d'articles successifs parus dans le même quotidien et portant sur l'augmentation prétendue, d'année en année, de la proportion des jeunes qui se droguaient, on arrivait à des chiffres complètement absurdes. En effet, en ajoutant, bout à bout, les augmentations des pourcentages qui étaient annoncées, on parvenait, sur trois ans, à une proportion de 120 % de la jeunesse qui serait en proie à la pharmacodépendance. Voilà à quels excès dérisoires nous conduit l'utilisation imprudente de statistiques engagées sur des bases erronées ou incertaines. Mais les erreurs vont toujours dans le même sens, celui de l'exagération, de la dramatisation d'un aspect seulement des problèmes réellement posés, ce qui fausse radicalement les conditions d'une approche qu'on souhaiterait plus objective.

Les statistiques constituent dans certains domaines une tromperie parfois d'autant plus pernicieuse que les chiffres auxquels nous sommes invités à croire sont présentés avec la fausse garantie d'un calcul mathématique qui se voudrait rigoureux et vérifiable, donc peu contestable.

Les statistiques sont certes utilisables quand il s'agit de chercher à comprendre, à évaluer ou à prévoir des phénomènes économiques ou sociaux que nous entendons maîtriser de façon rationnelle. L'utilisation des statistiques est plus délicate quand il est question de rendre compte des phénomènes entrant dans le cadre des comportements humains.

Les points de repère utilisés comme base de calcul dans l'un ou l'autre cas ne sont pas du même ordre d'objectivité. Dans l'étude des comportements humains, si les calculs terminaux peuvent s'avérer exacts et vérifiables, ils partent cependant d'une prise en compte et d'une sélection des informations de base dont la subjectivité ne pourra manquer d'influer sur l'ensemble d'une opération incapable globalement de nous garantir l'exactitude et l'universalité de ses résultats.

D'une façon générale, il est banal de reconnaître que le meilleur statisticien ayant à son service le plus sophistiqué des ordinateurs demeurera cependant tributaire de la qualité des informations de base introduites dans la machine. Or ces informations seront recueillies en fonction de choix et d'analyses ne pouvant faire abstraction de l'influence de facteurs purement humains.

Dans un domaine aussi difficile à cerner que les conditions d'évolution de l'épidémie actuelle des toxicomanies les plus diverses, comment pourrait-on se fier sans réserve à des chiffres, à des pourcentages, à des statistiques? Les spécialistes de la question ne sont pas tous d'accord sur une définition du toxicomane; on ne peut répertorier par ailleurs que les toxicomanes ayant été contraints de rencontrer une équipe soignante ou une instance policière ou judiciaire; de plus, les mêmes toxicomanes peuvent être enregistrés auprès de plusieurs organismes à la fois, alors que de nombreux autres, tout aussi gravement intoxiqués, ne seront jamais repérés.

Le relatif et l'absolu

On considère, avec sans doute trop de légèreté, que le nombre des toxicomanes augmente puisque nous enregistrons davantage d'entrées dans des formations soignantes et que nous accumulons un nombre plus important d'affaires traitées par la police ou la justice.

Des relations de cause à effet à ces niveaux sont difficiles à établir. Il semble évident que si nous donnons à la police, à la gendarmerie ou à la douane des moyens d'action plus conséquents et de meilleure qualité, nous allons voir du même coup s'amplifier le nombre de dossiers ouverts à l'encontre des toxicomanes. L'augmentation parfaitement objective du nombre des affaires traitées au registre répressif sera automatiquement corrélative de l'accroissement des moyens utilisés par les organismes contribuant à la répression. Il est beaucoup plus difficile de démontrer que le nombre des drogués a réellement augmenté et surtout qu'il a augmenté dans la même proportion que le nombre des dossiers traités.

De même, plus on multiplie les centres d'accueil, plus on améliore les conditions de soins, plus on voit s'adresser à ces organismes spécialisés, souvent très attractifs, des sujets pharmacodépendants qui restaient jusque-là sans soins ou qui utilisaient des circuits de soins moins officiels et moins spécialisés, ce qui les rendait plus difficilement repérables. On ne peut donc évaluer une augmentation éventuelle du nombre global des drogués à la seule lumière des variations enregistrées dans les rapports d'activités établis, en fin d'année, par les diverses institutions de traitement des toxicomanies.

En outre certaines instances administratives contestent les chiffres avancés par tel ou tel organisme subventionné pour recevoir des crédits supplémentaires; les dossiers individuels demeurent beaucoup plus difficiles à cerner dans le registre de l'accueil ou des soins que les dossiers relevant de la police ou de la justice; et cela fausse radicalement aussi les évaluations statistiques.

Un exemple parfaitement démonstratif des difficultés d'établir le nombre de drogués existant dans une même région au même moment, a été donné par une enquête conduite par un groupe de recherche dans un canton suisse.

Le canton choisi se présentait comme de forte densité de population mais de dimension géographique assez réduite; il se trouvait très bien équipé médicalement et quadrillé efficacement sur le plan administratif. L'équipe de recherche suisse, composée de médicaux liés par le secret professionnel et ne diffusant à l'extérieur aucun nom, n'a donc pas rencontré de très grosses difficultés pour repérer, à partir des dossiers bien tenus par les centres d'accueil et de soins du canton, le nombre exact de toxicomanes consultant dans ce canton au cours de la même année. Or ce nombre s'est avéré très inférieur à la somme de ceux fournis par chacun de ces centres à un moment ou à un autre, pendant la même période. Certains toxicomanes se trouvaient inscrits trois ou quatre fois; la plupart au moins dans deux centres simultanément. Il n'existait aucune tricherie de la part des équipes soignantes, mais nous retiendrons de cette enquête une raison supplémentaire de confirmer la position exprimée par le professeur d'épidémiologie à son ministre de tutelle, et considérant comme tout à fait contestables les données chiffrées avancées ici ou là pour prétendre rendre compte de l'ampleur réelle du phénomène-drogue, et en particulier du pourcentage de jeunes atteints par ce fléau dont il n'est pas question de nier pour autant la gravité, ne serait-ce que du point de vue qualitatif.

Autant il est souhaitable de multiplier les approches épidémiologiques destinées à mieux connaître la nature intrinsèque du problème drogue dans ses conditions actuelles, et à déterminer les facteurs de risques principaux sur lesquels il sera envisageable d'agir, autant nous restons dans l'erreur en espérant qu'en améliorant les techniques et en augmentant le nombre de nos techniciens nous parviendrons à mieux utiliser dans le domaine de la drogue un outil purement statistique.

Ainsi, le nombre des décès qu'il est possible de rapporter de façon directe à la toxicomanie demeure impossible à établir. Il y a donc lieu de se méfier des chiffres trop souvent avancés. Il ne sert à rien de noircir artificiellement une situation déjà assez alarmante en soi. La peur n'a jamais eu valeur vraiment préventive. Il est plus utile de faire réfléchir que d'effrayer.

Je reviendrai plus loin sur les erreurs commises à propos de la nature de la mort éventuelle du toxicomane et sur les confusions opérées entre overdose, suicide, hallucinations fatales, jeu avec le risque, etc. L'extension du sida est venue apporter un élément supplémentaire de dérapage dans le compte des décès annuels pouvant être considérés comme en rapport immédiat avec les pharmacodépendances.

Le raisonnable et l'effrayant

L'opinion publique se montre prompte à s'émouvoir devant l'annonce d'un nombre toujours fantaisiste et très exagéré de décès dus aux overdoses. On s'inquiète beaucoup moins des statistiques, beaucoup plus sérieuses car bien plus facilement comptabilisables, faisant état d'un chiffre impressionnant des morts causées par les accidents de la route ou de la voie publique. Il y a lieu de remarquer également le peu d'intérêt porté sur les conséquences mortelles, directes ou indirectes, de la consommation exagérée d'alcool. Le nombre des suicides certains et déclarés comme tels dépasse actuellement de beaucoup le nombre des overdoses fatales, sans compter que beaucoup de suicides restent inscrits juridiquement sur les registres de l'état civil sous une rubrique quelconque laissant supposer une mort naturelle; cependant on commence à se soucier à juste titre de l'augmentation, très nette, du nombre des suicidaires en Europe, au cours de ces dernières années.

Ce qui pousse tant de jeunes vers la mort, dans une conduite directement ou indirectement suicidaire, sur une moto ou dans une course folle en auto le samedi soir, en état d'ivresse ou sous une autre forme d'aberration, apparaît au clinicien comme de même nature que le jeu avec la vie et avec la mort auquel se livrent, au bout d'un certain temps de dépendance assez intense, les toxicomanes. Alors pourquoi se fixer avec effroi sur un chiffre erroné concernant les toxicomanes mettant fin à leurs jours, quand on ne cherche ni à s'inquiéter des chiffres fort alarmants d'autres formes de conduites suicidaires fréquentes, ni à reconnaître l'étroite similitude de causalités des suicides survenant à travers toutes les catégories de jeunes rencontrant une difficulté affective importante?

Utiliser les chiffres en commettant et en répétant des erreurs que personne ne veut reconnaître comme évidentes, constitue un signe de plus du besoin que nous avons tous de faire de la toxicomanie un faux problème, destiné à évacuer des difficultés plus profondes, plus graves et plus gênantes. Les faits sont têtus et il est vain de chercher à les estomper à grand renfort de chiffres pour s'éviter une réflexion trop cruelle.

Ce n'est sans doute pas par hasard, par méconnaissance, ou par faute d'information suffisante qu'on attache, dans l'opinion publique comme auprès des pouvoirs publics, une importance tout à fait déraisonnable à des chiffres dont on connaît le peu de valeur. Une telle erreur n'est ni fortuite ni innocente; elle correspond à un mouvement de fuite devant les responsabilités à prendre et à un déplacement de ces responsabilités, d'ordre humain, relationnel et affectif, sur des facteurs qui pourraient être considérés comme factuels, réductibles à des données matérielles et traitables dans des limites imposées par les chiffres. Mettre l'accent sur une gravité d'ordre quantitatif permet d'éviter de reconnaître le rôle que nous jouons tous dans le développement moins facilement repérable de facteurs qualitatifs, nos façons de vivre les uns avec les autres faisant le lit des difficultés dont les jeunes générations constituent les premières victimes. La toxicomanie représente une de ces difficultés, non la moindre de nos jours, mais certainement pas la seule.

Chapitre 3

Une belle étiquette

Depuis longtemps déjà on entend les spécialistes les plus sérieux de l'abord des pharmacodépendants protester contre l'extension abusive de l'appellation de « toxicomanes » à des sujets qui ont usé d'un produit illicite de façon tout à fait irrégulière ou provisoire.

La confusion

L'opinion publique, qui a parfaitement connaissance de ces mises en garde, continue cependant à opérer un amalgame très fâcheux entre les authentiques pharmacodépendants et les usagers occasionnels; on aurait, en plus, tendance à ajouter à ce lot déjà mal défini beaucoup de jeunes dont l'allure et le comportement inquiètent et importunent les adultes.

L'erreur commise par le public se voit à la fois encouragée et utilisée par ceux dont l'intérêt est d'entretenir la confusion, pour assurer la survie d'institutions équivoques qui vivent du bruit et de la peur créés autour d'une entité fantasmatique, « la toxicomanie », rassemblant souvent n'importe quoi, mais sous une étiquette permettant d'espérer que les patients et les crédits ne feront jamais défaut.

Les médias qui auraient cependant la possibilité, et la mission, de se livrer à des enquêtes plus objectives, entretiennent l'ambiguïté du public à cet égard, rejetant au sein d'une catégorie unique et maudite, tous ceux qui nous reprochent publiquement par leur comportement le peu de souci que nous avons pris d'eux dans nos projets socio-éducatifs.

Les pouvoirs publics, pour se déculpabiliser de la timidité de leurs engagements portant sur des stratégies préventives à long terme, pensent avoir intérêt à laisser se développer le brouillard autour de l'étiquette « toxicomanie ». En acceptant que chacun dise n'importe quoi, en subventionnant n'importe quoi, en ne procédant à aucun choix, en ne prenant pas courageusement parti, les pouvoirs publics tentent de justifier leur inertie conceptuelle en réservant leurs crédits à la partie terminale du phénomène, et en déclarant ne pouvoir se faire une opinion en raison des divergences de points de vue qui seraient constatées du côté des « scientifiques ». On range malheureusement parmi ces « scientifiques » les gens compétents et sérieux, au même niveau que les bricoleurs, les incapables, voire les imposteurs. La durabilité d'une imposture n'infirme pas la réalité de cette imposture, dans un domaine où l'erreur et l'illusion se voient très activement entretenues par l'opinion à des fins solidement et collectivement défensives.

Se contenter de l'étiquette, donc d'un comportement réactionnel de surface, pour définir le cadre profond, affectif et structurel, où se situe la cause de la fixation à un produit toxique, risque de limiter considérablement tout projet thérapeutique à l'égard de ceux qui sont vraiment des pharmacodépendants. A plus forte raison, il paraît très hasardeux de prétendre aider un jeune qui n'est pas réellement pharmacodépendant, en l'affligeant du qualificatif de « toxicomane ». Certes cela grossit d'autant la « rumeur-drogue », et surtout augmente le nombre de consultations ou de frais de séjours rémunérés sous une rubrique justifiant l'appel aux crédits publics avec toutes les chances de succès...

On prétend réprimer ou soigner, sous l'étiquette de « toxicomanie », des sujets qui ne peuvent entrer ni du point de vue clinique, ni du point de vue thérapeutique, dans une telle catégorie. Une erreur de cette sorte doit être plus clairement et plus habituellement dénoncée.

Une fausse étiquette

Jocelyne a 23 ans. Elle arrive d'Allemagne où elle vivait depuis trois ans avec un journaliste qu'elle avait rencontré à Paris et qui l'avait invitée à le suivre. Elle menait outre-Rhin ce qu'en France on appelle « une vie de Bohème », dans un milieu qui se voulait voué à l'art et à la littérature et qui est surtout décrit par Jocelyne comme solidement fixé à l'alcool, au tabac et aux discours ésotériques; on affiche bien sûr des positions politiques qui se voudraient libertaires, mais tout cela demeure passif et purement spéculatif.

Bien que ce ne soit pas l'essentiel du comportement du groupe, Jocelyne a rencontré dans cette petite collectivité ce qu'on a coutume de dénommer « la drogue » : le haschich principalement et, à un certain moment aussi, l'héroïne; elle en fit l'expérience auprès d'une amie suédoise avec laquelle elle avait partagé pendant plusieurs mois son appartement. On ne peut parler vraiment de « toxicomanie ».

Après le départ en Extrême-Orient de son ami pour un assez long séjour, Jocelyne décide de rentrer en France. Elle continue à « fumer » assez souvent, quand elle passe la soirée chez certains marginaux auprès desquels elle se sent sinon heureuse, du moins à l'aise.

Jocelyne pourrait être inquiétée par la police au cours d'une de ces soirées, sur dénonciation de voisins supportant mal le bruit de la sono qui envahit l'immeuble; elle pourrait aussi être recueillie par les pompiers sur appel d'un cafetier qui a atteint l'heure de la fermeture sans parvenir à mettre à la porte cette femme complètement ivre ce soir-là. Dans les deux cas, Jocelyne risquerait de se voir considérée comme droguée et dirigée en tant que telle sur un service spécialisé; dans le premier cas on retrouverait sûrement un peu d'herbe sur le coin d'une table, et dans le second cas on aurait vite repéré une trace de piqûre ancienne sur ses bras, ayant laissé la cicatrice de quelque petit abcès.

Quel intérêt y a-t-il à classer Jocelyne selon une catégorie vraiment à part et qu'on appellerait « la toxicomanie »? Un service d'urgences médicales bien géré comme il en existe un certain nombre maintenant ne se laissera certes pas entraîner dans cette fausse facilité. On interrogera Jocelyne et, au-delà du halo dérivatif créé par d'éventuels produits chimiques, on s'apercevra assez vite que le véritable motif du désordre affectif de cette jeune femme se situe à un tout autre niveau que celui de la consommation de produits toxiques.

Jocelyne, en effet, est née à Metz, ville traditionnelle de garnison, d'un père inconnu, présumé militaire, et d'une mère qui à ce moment-là vivait de ses charmes et qui épousera beaucoup plus tard un petit industriel. Ce dernier a payé les études de Jocelyne mais n'a voulu ni la reconnaître ni même l'héberger. Jocelyne avait erré de pensionnats en colonies de vacances, avec quelques rares séjours annuels chez une sœur de sa mère, célibataire et commerçante en tissus qui la recevait davantage par sens du devoir que par affection. La suite de la vie de Jocelyne est tout aussi pénible.

A son retour en France, Jocelyne ne disposait que de maigres revenus tirés de traductions qu'elle effectuait, de façon très irrégulière, pour le compte d'une agence portant un nom connu et dont elle se déclare exploitée. Si ses moyens semblent modestes, Jocelyne conserve néanmoins une relative capacité d'indépendance qu'il n'y a surtout pas lieu de compromettre par une hospitalisation quelle qu'en soit la forme, et en particulier celle d'un centre de soins pour toxicomanes, ce qui ne semble pas du tout indiqué dans son cas : en effet, l'usage de drogue ne représente qu'un aspect secondaire et accessoire des problèmes d'ordre essentiellement dépressif qui paralysent Jocelyne depuis son enfance.

Sur les conseils d'une amie psychologue, Jocelyne entreprit une psychothérapie qu'elle poursuivit pendant trois ans. A la même époque elle reprit ses études de langues et se dirigea ensuite vers l'enseignement; elle s'estimait à même de comprendre les jeunes, et pas seulement ceux qui ont cru avoir besoin de prendre la fallacieuse étiquette de toxicomane pour qu'on s'intéresse enfin à eux.

Il est certain que la psychothérapie effectuée avec courage par Jocelyne auprès d'un jeune psychanalyste fort doué et très bien formé dans la compréhension des carences narcissiques précoces a été plus éprouvante et plus coûteuse pour elle que la solution de facilité apparente qu'aurait représentée l'entrée dans un de ces nombreux circuits douteux qui prétendent « lutter contre les toxicomanies »; dans un caravansérail de cette nature, Jocelyne se serait trouvée face à un intervenant plus ou moins compétent, lui donnant des conseils et lui formulant de temps à autre des interprétations œdipiennes discutables pour justifier sa prétention à soigner une catégorie particulière d'individus rangés sous une étiquette arbitrairement dénommée « toxicomanie ». On peut dire que Jocelyne a eu beaucoup de chance; on peut dire surtout qu'elle a su mettre toutes les chances de son côté.

La plupart des jeunes en difficulté et ayant eu recours accidentellement à la drogue n'ont pas à leur disposition d'emblée une telle capacité de discernement ou ne bénéficient pas d'appuis amicaux aussi positifs.

Les conséquences de l'étiquette

Après avoir évoqué un exemple de personnalité en crise pour laquelle l'étiquette de « toxicomanie » s'avérerait tout à fait inopportune, il semble nécessaire d'aller plus loin encore dans la contestation de l'usage fait de cette sorte d'étiquette.

Nous pouvons en effet constater cliniquement que la situation de dépendance profonde d'un sujet demeure avant tout d'ordre affectif. Nous ne pouvons, en conséquence, du point de vue thérapeutique, ni nous contenter d'un simple sevrage à l'égard du produit toxique sans nous occuper du besoin de dépendance affective sous-jacent, ni nous contenter non plus de remplacer une pharmacodépendance par une dépendance nouvelle, une dépendance affective entretenue et même encouragée, organisée, à l'égard d'une institution soignante.

Certaines institutions à prétention thérapeutique se sont même dotées de fonctionnements qui rappellent les sectes bien connues, évoluant autour d'un « gourou ».

Roger a perdu son père très tôt; il a été élevé par sa mère, femme anxieuse, et devenue possessive par besoin de se rassurer. Cette mainmise à visée protectrice s'est vue renforcée au sein de la constellation familiale par la tutelle conjointement exercée sur Roger par ses deux sœurs aînées.

Les études secondaires de Roger furent faciles. Tant qu'il était pensionnaire, Roger supportait assez bien les retours hebdomadaires au domicile maternel. Mais après avoir obtenu son baccalauréat, il a cherché à fuir l'emprise domestique, sans parvenir toutefois à définir des choix personnels susceptibles de le satisfaire. Roger s'est peu à peu marginalisé et il a vite rencontré une bande d'autres marginalisés qui lui ont fait connaître l'héroïne et le moyen le plus sûr de s'en procurer sans prendre le risque d'une délinquance plus caractérisée : on revend deux doses à d'autres et on conserve, pour son usage personnel, la troisième dose obtenue gratuitement de la sorte.

Assez vite repéré et arrêté pour un trafic somme toute assez réduit, Roger est présenté à un juge d'instruction qui, comme beaucoup de magistrats, ne manifeste pas une admiration particulière pour la loi de 1970 *. Mais il lui semble préférable de s'en tenir à ce qui semblerait être l'esprit de cette loi plutôt qu'à la stricte application de ses articles. On classe donc bien vite cet embryon de dossier

---

* Voir annexe 1, p. 239-240, extraits de la loi.

avec les complications qui s'ensuivraient et on dirige Roger sur un centre pris en charge par la DASS et connu pour recevoir les pauvres hères de toutes natures pouvant être rangés sous l'étiquette à la mode : « toxicomanie ».

Roger est hébergé, en surnombre, parmi des caractériels, des psychotiques et des pervers n'ayant pas atteint le stade des manifestations purement mentales qui les auraient fait admettre dans un hôpital psychiatrique. La plupart des désordres qui ont conduit ici cette diversité de malheureux, avec ou sans l'excuse de la drogue, demeurent de l'ordre du comportement et l'équipe soignante opère à cet égard avec justesse, tolérance et, en gros, avec une certaine efficacité sur les principaux symptômes. Malheureusement son action ne va guère plus loin.

Facilement et assez rapidement « sevré », Roger sera aussitôt considéré comme « guéri », puisqu'il ne peut plus se réclamer de l'étiquette sous laquelle il était entré : « toxicomanie ».

L'équipe soignante va donc se réunir au grand complet, recevoir Roger, lui prodiguer des conseils de sagesse et de vertu, et le laisser partir sans autre précaution que de lui proposer de « revenir » s'il « rechutait ». Seule l'étiquette « toxicomanie » avait été prise en compte.

Roger, livré à lui-même, sans le soutien psychologique nécessaire, a tôt fait de retourner auprès de ses anciens compagnons d'infortune. Certains sont « tombés »; d'autres ont réussi à passer entre les mailles des divers filets qui les menacent. De nouveaux arrivés ont renforcé l'équipe et remplacé ceux qui sont partis.

Soit qu'il ne soit pas très habile, soit qu'il recherche dans l'arrestation (sans même s'en rendre compte) une solution moins coupable et davantage protectrice, Roger est très vite ramené devant le juge. Toujours aussi peu convaincu des bienfaits de l'incarcération et toujours aussi surchargé d'affaires plus spectaculaires, le juge s'emploie à clore à nouveau le dossier, mais sans chercher à s'informer davantage ni à se faire éclairer sur les véritables carences et les véritables besoins de Roger. Cette fois-ci, on va chercher une solution plus radicale et surtout plus éloignée du lieu de trafic en cause. On adresse Roger à une maison, paraît-il très spécialisée, qui vient d'ouvrir ses portes dans un département du Sud.

Facilement sevré à nouveau, Roger ne risque pas cette fois-ci de se trouver trop vite livré à lui-même; il court au contraire le risque de ne pas sortir de sitôt d'un circuit solidement et malicieusement ficelé.

On confie très vite à ce garçon intelligent et avide d'action, de petites responsabilités dans l'établissement. En raison de sa docilité et de son pragmatisme, les responsabilités augmentent peu à peu et apparaissent comme de plus en plus flatteuses pour Roger; au cours de cette première période, Roger accepte de jouer le jeu de la guérison de son besoin de dépendance de la drogue... à la condition de demeurer dépendant de l'institution.

Le système fonctionne si bien qu'au bout de quelque temps on le change de poste de travail en le faisant monter en grade et en lui laissant espérer d'encore plus importantes fonctions; mais Roger prend peu à peu conscience du danger de ce mécanisme qui engendre des néo-dépendances considérées par beaucoup comme très opportunes car elles diminuent les tensions chez les pensionnaires et soulagent du même coup les familles, l'opinion publique et les pouvoirs publics.

Roger estime qu'il se sent effectivement en meilleures conditions physique et morale, et il demeure pour cela reconnaissant envers ceux qui l'ont accueilli; mais il voudrait tenter de vivre plus librement. Il se rend compte qu'on cherche à l'attacher à l'institution par tous les moyens possibles, comme on en a attaché d'autres dont il critique la docilité. Roger n'éprouve aucun plaisir à dominer, sous un prétexte thérapeutique, les malheureux qui viennent chercher refuge – et finalement rien de plus – dans un système fort ambigu auquel il collabore lui-même.

Roger fait état de ses scrupules et de ses doutes à ceux qui sont devenus ses collègues et qui sont plus anciens que lui dans la maison. Il n'est pas compris mais il se voit aussitôt dénoncé et convoqué chez le directeur du centre puis chez le président du conseil d'administration dont l'institution dépend. On lui reproche son ingratitude; on joue sur le sentiment de reconnaissance, et sur la séduction aussi, pour tenter de le retenir; on lui suggère en outre des possibilités de rechutes possibles, s'il abandonne la sécurité, toujours nécessaire pour lui, d'un solide encadrement. On lui rappelle son échec antérieur, après une sortie trop rapide.

Roger hésite; il paraît un moment convaincu mais, en fait, il demeure passablement anxieux. A l'occasion d'une permission, Roger me téléphone; il sollicite un entretien.

Je le reçois et je l'écoute. Il m'expose son histoire et me demande de le conseiller. Doit-il ou non rompre avec son institution? Ma réaction est tout à fait simple : si je lui formule un avis, dans un sens ou dans l'autre d'ailleurs, je procède exactement comme ses dirigeants actuels; je prends à sa place une décision et je le réduis à une situation infantile. Je me contente donc de le renforcer dans son besoin d'indépendance de pensée : il est le seul à posséder les éléments de réponse à la question qu'il pose; il est le seul à pouvoir décider de la solution la meilleure pour lui.

Roger est vraiment satisfait de cette attitude qu'il vit comme sincère et nullement dilatoire; il est heureux de se voir renvoyé à lui-même et me quitte, sobre dans l'expression de sa reconnaissance et l'air profondément soucieux de mieux comprendre ce qui se passe en lui. Cette double attitude me semble très positive.

Je n'ai jamais revu ce jeune homme mais, deux ans plus tard, j'ai reçu une lettre de Roger qui tenait à m'informer que, peu de temps après notre entretien, il avait pu rompre sans trop grand scandale, avec, dit-il, « ses supérieurs d'alors ». Ayant bénéficié d'une formation professionnelle accélérée, il a trouvé un emploi dans une banque. Il continue sa formation et espère accéder à une situation satisfaisante. Il vient de se marier et tient à m'annoncer tout cela. Pas d'autre manifestation de reconnaissance; on doit être heureux qu'il en soit ainsi : il s'agit certainement d'une véritable guérison, non pas tellement de la drogue, ce qui était facile, mais de la dépendance affective qui, dans le cas de Roger, paraissait de toute évidence le facteur de crise essentiel.

L'étiquette et sa pression

Il serait facile de tirer de l'exemple de Roger un argument en faveur de l'efficacité des techniques utilisées dans l'établissement où il a passé plusieurs années. Il serait facile aussi de répondre que Roger n'a pu tirer bénéfice de ce long séjour que dans la mesure où il a été capable de se dégager d'une contrainte en apparence trop rassurante. On peut craindre que les pensionnaires qui parviennent à échapper seuls, sans l'aide extérieure de famille ou d'amis, à cette sorte d'emprise, demeurent malheureusement des exceptions.

Cette réserve ne concerne pas seulement les institutions dites « pour toxicomanes » qui sont l'objet des plus vives critiques; il y a lieu de nous interroger sur l'ensemble de la politique dite de « la drogue » à travers le monde. L'inflation des chiffres supposés rendre compte du nombre des pharmacodépendants, la culpabilité devant les reproches que nous adressent ces sujets à travers leur attitude, puis l'épouvantail représenté par le spectre du sida, tout cela s'accumule pour renforcer notre prédilection pour l'usage de l'étiquette « toxicomanie », permettant avant tout d'isoler les sujets déjà atteints, de les isoler le plus possible, le plus longtemps possible, sans se soucier des causes profondes de leur détresse; donc sans se soucier, du même coup, de mettre en œuvre des dispositions préventives suffisantes pour que ne surviennent pas de nouvelles dépendances, ou des formes nouvelles et différentes de dépendances, même si ces dernières ne passaient plus par le produit toxique.

Chapitre 4

La drogue sur un plateau

La presse, la radio, la télévision se montrent friandes d'informations de nature à attirer l'attention du public. Cette attitude est logique et entre dans la vocation même des médias.

Cependant on demeure en droit d'attendre des médias une certaine rigueur dans l'exposé des faits qui sont rapportés; on voudrait être assuré de leur souci de vérifier que les diverses versions des faits mentionnées par des témoins différents ou que les divers commentaires proposés par des experts différents ont bien été pris en compte.

En matière de pharmacodépendance, il ne saurait suffire d'interroger les toxicomanes ou leur famille, les médecins qui ont à les soigner, les juges ou les policiers, pour faire le tour d'un problème fort complexe.

Comme l'opinion publique, qui devrait être mieux éclairée par eux, comme les pouvoirs publics dont on attendrait une plus large ouverture aux multiples aspects du problème, les médias focalisent les enquêtes conduites à propos des pharmacodépendances sur ceux seulement qui sont déjà victimes de la drogue, sur ceux qui les soignent quand cet état est instauré ou sur ceux qui s'emploient à réduire leurs moyens de continuer à s'approvisionner.

On observe un silence à peu près total sur les causes qui ont conduit tant de jeunes vers la drogue ou vers d'autres comportements tout aussi dramatiques. On ne s'inquiète nullement d'écouter ceux qui pourraient facilement rappeler quels sont les facteurs de risques principaux auxquels une véritable prévention pourrait s'intéresser, et contribuer à diminuer ainsi le nombre des nouveaux drogués en s'intéressant aux sujets menacés avant qu'ils ne se droguent.

Un débat télévisé

Depuis plusieurs jours, la radio et la presse quotidienne ont annoncé un grand débat télévisé animé par un présentateur connu, sous un titre alléchant.

Annoncée pour 20 h 30, l'émission ne débutera qu'un quart d'heure plus tard, en raison de l'accumulation des spots publicitaires imposés aux téléspectateurs ce soir-là. Il faut bien tirer profit du succès obtenu auprès du public par tout ce qui touche au fantôme-drogue. La station comme les annonceurs vont pouvoir tirer du spectre de la toxicomanie d'importants bénéfices. Il est évident que si le discours sur la drogue se voyait réduit à ses aspects objectifs, réalistes et en définitive assez misérables, une telle émission n'aurait pas un plus fort indice d'écoute qu'un tour d'horizon sur les accidents causés par l'alcool ou la route dont les victimes sont pourtant, chaque année, plusieurs centaines de fois plus nombreuses que celles des overdoses.

Nous allons donc chercher à étudier comment, sans aucune perversité particulière, un bon réalisateur et un excellent présentateur vont s'employer, dans le cadre d'une chaîne de télévision honnête, à la mise en scène des fantasmes dont l'opinion publique a besoin de recevoir une confirmation, à la fois rassurante et inquiétante, c'est-à-dire excitante, sans paraître pour autant impliquer trop directement le spectateur.

Une musique de Wagner accompagne et dramatise la présentation du titre, avant un premier cadrage des caméras 3 et 4 en gros plan, sur la tête de chacun des invités sélectionnés.

L'émission de ce soir rassemble des personnages très divers : d'un côté du plateau on remarque des faces bien poudrées allant de l'ocre rouge à l'ocre jaune et reposant sur des costumes de bonne confection dont les couleurs correspondent au choix que leurs proches estiment le plus compatible avec la télévision. On se croirait dans la galerie principale du Musée Grévin, d'autant que plusieurs des têtes présentées ici sont célèbres : il s'agit de biologistes, de chimistes, de policiers, de juges. Certains sont connus en raison de leur appartenance à de grands organismes d'État dont on ne mettra pas en doute le sérieux, d'autres en raison de leur appartenance à tel groupement professionnel bien catalogué.

Près d'eux, mais un peu en retrait, sont placées trois jeunes femmes moins rodées à ce genre de représentation; elles assument des responsabilités sur le terrain des jeunes en difficulté, de leurs familles, ou de l'enquête épidémiologique sur la jeunesse.

De l'autre côté du plateau, la caméra fait défiler une demi-douzaine de portraits qu'on croirait tirés d'une émission portant sur quelques faits divers. On nous explique qu'il s'agit de « soignants ». Trois sont des éducateurs; il y a deux psychologues; le plus négligé serait médecin. Ces personnages à l'allure décontractée et juvénile tiennent à se présenter dans une tenue qui se voudrait celle des « travailleurs » alors qu'aucun ouvrier ne se sentirait certainement à l'aise en se présentant ainsi dans un studio. Cet anticonformisme nous paraît surtout refléter une difficulté à assumer son identité, à affirmer sa personnalité.

Du même côté, mais un peu en avant, on nous montre quelques jeunes, de bien meilleure allure, dont on nous dit que plusieurs seraient ou auraient été toxicomanes; ils acceptent de participer à cette émission à visage découvert. L'un est accompagné de sa mère qui a tenu à venir « témoigner ».

Les scientifiques

Après cette longue mise en situation, le coup d'envoi est enfin donné et le présentateur donne d'abord la parole aux gens dits « de science »; noblesse oblige.

Le biologiste, aidé tantôt par le chimiste, tantôt par le neurologiste, nous explique les méfaits des principaux produits. Le présentateur qui entend conserver son émission bien en main et ne pas laisser la soirée s'écouler en références aux formules chimiques, relance le propos sur les drogues dont les médias parlent le plus : héroïne, cocaïne et, bien sûr, haschich. Les spécialistes du pôle chimique passent rapidement sur l'héroïne, oublient (ce qui semble significatif) le haschich et s'étendent particulièrement sur la cocaïne et ses dérivés. Le présentateur semble ravi, car il s'agit enfin d'un sujet nouvellement à la mode. Au bout de vingt minutes, le public, qui jusque-là n'avait que vaguement entendu parler du développement pris par cette forme de dépendance aux États-Unis, n'ignore plus rien des attraits divers de la cocaïne, ni de la facilité avec laquelle on peut s'en procurer en France. Les bonnes âmes peuvent être rassurées : le public a reçu une « information ». On sait maintenant que, sans avoir à se fourvoyer dans le métro pour acheter quelques doses, on peut trouver chez des gens « bien » une drogue « chic » aux effets positifs sur l'intellect, utilisée par des personnages en vue et sans courir le risque du sida.

Les policiers alignent consciencieusement leurs chiffres et croient ainsi mettre objectivement en évidence l'augmentation régulière des opérations conduites conjointement avec la douane et la gendarmerie pour opérer de plus en plus de saisies et de plus en plus d'interpellations; mais ils se gardent d'insister sur le fait très patent que cette augmentation apparaît surtout comme le résultat de meilleurs moyens financiers et techniques mis enfin à la disposition de la répression du trafic.

Les magistrats semblent plus gênés. Personne n'ignore en effet que la loi de 1970 est en pratique mal appliquée, car elle semble difficilement applicable. Alors chacun bricole dans son coin, selon le contexte local, les relations avec les services de police et les milieux médicaux... La nature de ces rapports apparaît, à travers le discours, être pour une bonne part influencée, dans un sens ou un autre, par les présupposés idéologiques du juge qui, paradoxalement, tient à clamer d'autant plus fort son indépendance qu'il est nouveau dans la carrière et qu'il s'estime pour cela plus fragile au sein de son administration.

Au milieu de plusieurs magistrats prudents et assez réservés on a introduit, pour le piquant de l'émission, le fameux « petit juge » qui, tout seul, et depuis son bureau, aurait découvert la solution mettant miraculeusement fin au problème drogue, grâce à un simple renversement des dispositions légales.

Son intervention, bien placée, à un moment où l'émission s'enlise quelque peu, a pour vertu principale de réveiller les attentions. Elle suscite en effet aussitôt les objections des gens qui prennent au sérieux cet homme de très bonne volonté – tout en déclenchant l'hilarité des autres.

Les chercheurs de terrain

Quand la tension diminue à nouveau, le présentateur s'adresse aux trois jeunes femmes demeurées jusque-là silencieuses et sollicite leur intervention. Lors des entretiens qui ont précédé cette émission, il avait remarqué l'intérêt de leurs points de vue, et il comptait beaucoup sur leur apport pour constituer une charnière entre les deux parties du premier tour de table.

Malheureusement, le présentateur n'avait peut-être pas toisé assez correctement le degré d'intensité du discours dont chacun est capable dans ce genre de spectacle. Prendre la parole après des gens célèbres dont il est téméraire de vouloir contester les dires, n'est pas chose facile. Par ailleurs, les gens sérieux n'ont pas tous bénéficié de l'apprentissage du barreau, de l'université ou de l'action syndicale; dans ces lieux on a appris à la fois à bien parler et à jouer cruellement des coudes.

De plus, les préoccupations des chercheurs de terrain, qui n'entendent pas se griser de mots, d'actions et de manifestations comportementales, n'ont rien de spectaculaire. La réflexion, les doutes, les hypothèses et aussi parfois les impasses ne préparent guère aux affirmations péremptoires du professeur ou de l'avocat et encore moins à la diatribe du tribun.

Les informations que ces jeunes femmes apportent au débat sont pourtant de première importance car toutes trois, aux registres différents où elles opèrent, ont été amenées à connaître les tenants véritables du problème drogue, elles savent de quels infléchissements précoces de la relation à l'environnement résultent des comportements aberrants constatés lors de l'adolescence ou de la post-adolescence; le travail auprès des jeunes, toxicomanes ou non, le travail avec les familles de jeunes en difficulté, ou l'étude épidémiologique de l'origine des troubles constatés plus tardivement, permettent à ces cliniciennes de valeur de connaître aussi les seules voies dans lesquelles peuvent être orientées une thérapeutique réaliste et surtout une prévention efficace.

Au lieu de les aider dans l'expression des données où elles excellent, le présentateur enferme ces trois participantes dans des questions trop étroites et trop précises auxquelles il leur faudrait pratiquement répondre par oui ou par non. Le contact se fait mal et le présentateur s'adresse alors à ceux qui sont censés représenter ici les « soignants ».

Des « soignants »

Les « soignants » présents sur le plateau ne vont heureusement pas jusqu'à se poser en maîtres à penser, mais ils se considèrent (abusivement) comme les seuls représentants des gens de terrain. Eux seuls voient, eux seuls entendent, eux seuls savent. Le toxicomane, ils connaissent.

On ne saurait réduire à cette catégorie assez particulière de post-adolescents prolongés tous ceux qui œuvrent de façon intelligente et méritoire auprès des toxicomanes; mais on constate que cette catégorie de « travailleurs » se particularise par son inaptitude à d'autres tâches que la misérabilothérapie.

Alors que nous aurions dû entendre des soignants de styles très divers, la brochette qu'on nous propose ce soir n'est composée que de personnages assez semblables et guère convaincants.

Ces grands immatures ne peuvent nous parler que des soins, et seulement sous l'angle où ils envisagent eux-mêmes les soins. Le manque de simplicité et de clarté de leur langage traduit le manque de rigueur de leur pensée.

Nous aurions eu intérêt à entendre d'autres soignants, apportant un témoignage plus élaboré sur le vécu affectif de leurs patients avant la pharmacodépendance. Cela nous aurait permis, à partir d'une expérience devenue source de connaissance, de remonter en direction des principaux facteurs de risques rencontrés dans le passé des toxicomanes.

Une telle démarche apparaîtrait comme beaucoup plus enrichissante à la partie du public qui se sent concernée par le problème dans sa globalité et par les efforts de réduction du nombre des drogués potentiels, davantage que par les techniques proposées, ici ou là, à ceux qui sont déjà atteints.

Plutôt que de sélectionner des échantillons certes très typés mais pas du tout représentatifs de l'ensemble des soignants, il eût été préférable de se rendre sur place, dans plusieurs centres d'accueil ou de soins, fonctionnant selon des principes différents, et d'y interroger en situation des soignants et des soignés; de les laisser se présenter dans le cadre qui constitue leur réalité quotidienne. On aurait pu nous proposer, en cours d'émission, un court-métrage de ce genre, puis engager sur cette base la discussion entre les représentants de ces centres et les autres participants présents dans le studio.

Le réalisateur avait préféré la formule d'un défilé de délégués choisis par lui; la longueur du défilé fut une des causes, mais non la seule sans doute, de l'absence de dialogue, de débat, de confrontation.

Les jeunes

L'émission s'engage déjà dans son dernier volet quand le présentateur interroge enfin les jeunes rangés sur l'avant-scène et restés relativement muets jusque-là.

Les jeunes que le réalisateur avait sollicités lui avaient été signalés par un prêtre en retraite qui s'occupe d'un centre d'accueil à Belleville. Ces jeunes ne paraissaient pas particulièrement dévergondés, mais leur degré de difficultés affectives semblait dépasser de beaucoup la moyenne des perturbations psychopathologiques habituellement rencontrées chez les toxicomanes ou, surtout, chez les anciens toxicomanes.

Le discours de ces jeunes est demeuré centré sur leurs conditions de choix, d'utilisation et éventuellement d'abandon du produit toxique. Ce discours contribue à placer, une fois de plus, le produit en avant pour laisser dans l'ombre les conditions intérieures et environnementales sur lesquelles a pu se greffer, à tel moment sensible, une pharmacodépendance. Un tel discours ne nous fait pas progresser dans la connaissance de ce qui favorise ou diminue les risques de pharmacodépendance.

Après des interventions assez insipides des uns et des autres, le présentateur donne la parole à la mère d'un ancien toxicomane qui depuis quelques minutes manifestait une évidente envie de parler. Elle voudrait nous persuader que le produit était venu de l'extérieur, uniquement d'une mauvaise fréquentation de son fils; et celui-ci hoche docilement la tête; mais elle a su, elle, reprendre les choses en main; son « petit » est revenu chez elle; elle s'en occupe d'autant plus étroitement que son mari l'a quittée et qu'elle n'a pas d'autre enfant. Le ton et l'allure de cette femme qui vient donner des conseils de fermeté aux autres parents, en disent long sur la forme subtile de dépendance à laquelle son fils, apprenti ébéniste de 19 ans, a voulu échapper; mais c'était pour entrer dans une forme nouvelle et provocatrice de dépendance, avant de se laisser récupérer par la dépendance initiale, avec toutes les conséquences ultérieures qu'il est possible d'envisager et de redouter quand on a une expérience clinique suffisante de ce genre de problèmes.

Les jeunes qui figuraient dans l'émission de télévision n'avaient été sélectionnés qu'en tant que supposés pharmacodépendants ou anciens pharmacodépendants. Du point de vue des jeunes aussi, les dés étaient ainsi pipés. Il nous aurait fallu, en plus, connaître l'avis d'autres jeunes n'ayant éprouvé aucune difficulté trop sérieuse alors qu'ils étaient issus des mêmes groupes socio-économiques, géographiques ou culturels et qu'ils avaient été eux aussi, mais en vain, tentés par des dealers. Il nous aurait fallu connaître également l'avis de jeunes ayant rencontré des difficultés sérieuses mais dans d'autres domaines que celui de la drogue. Ces témoignages nous auraient été précieux pour chercher à dégager les principales lignes de forces qui peuvent conduire à la pharmacodépendance, en en considérant les origines récentes et lointaines en provenance de l'extérieur et de l'intérieur à la fois.

Dans un procès, où l'objectivité doit primer, on n'attache en justice qu'une importance très relative aux affirmations de ceux qui sont ou ont été au service de l'accusé. L'accusée est ici la drogue. Comment instruire son procès à partir seulement du point de vue de ceux qui sont ou ont été à son service, directement ou indirectement?

En justice on ne refuse certes pas le témoignage des proches de l'accusé, ni de ceux qui sont à son service, mais on en relativise l'importance et on attend davantage d'informations objectives de la part de témoins moins directement impliqués dans le drame qu'on entend évoquer et comprendre.

Pour partir de faits plus démonstratifs, il conviendrait d'introduire la caméra sur les lieux naturels de vie des jeunes : vie familiale, vie éducative, vie professionnelle, vie individuelle et vie collective, lieux de vie culturelle ou de détente, etc. Il faudrait interroger un échantillon vraiment représentatif de l'ensemble des jeunes de notre temps.

Il serait utile d'écouter des jeunes appartenant à des catégories socioculturelles variées et correspondant à des types de personnalités naturellement fort différentes.

La fin de l'émission approchait sans qu'un véritable dialogue se soit engagé entre les différents participants. On avait l'impression que chaque catégorie, trop typée, de participants devrait camper sur ses positions, sur l'idée qu'elle entendait transmettre de la drogue, de « sa drogue à soi ». Ce n'était sans doute pas de la même « drogue » que les uns et les autres voulaient parler. Pour les uns on évoquait avant tout une réalité chimique, objet de lésions, de trafics, d'infractions; pour d'autres il s'agissait d'un objet de recherche encore mal cerné; pour d'autres la drogue se réduisait aux soins; pour d'autres c'était un aléa de vie au cours d'une trajectoire encore incertaine. Comment un public, en alerte et placé devant la nécessité de faire un choix, serait-il en mesure de procéder à la synthèse possible et nécessaire?

Un message

C'est au moment où elle allait s'achever que l'émission prit soudain un tour imprévu, et qui aurait sans aucun doute dû constituer la base du débat de cette soirée.

Un jeune qui avait peu parlé jusque-là, et qui était probablement guéri, a lancé un appel émouvant, résumant fort bien l'état d'esprit présent chez tant de nos contemporains de son âge.

« *Aidez-nous,* disait-il, *aidez les jeunes* » ; et il aurait pu ajouter : avant qu'on ait besoin de leur parler de la drogue.

Ce cri d'alarme inattendu pouvait bénéficier d'un puissant pouvoir de persuasion car il émanait d'un jeune s'exprimant librement, avec simplicité et sincérité. Et le fond du tableau assez médiocre de l'émission, constitué pour l'essentiel par une succession de plaidoyers relativement ternes, donnait du relief à ce cri et ne laissait aucun doute sur son opportunité et sa valeur d'induction à une réflexion positive.

Il n'était pas question de solliciter seulement une aide matérielle, ni d'attirer l'attention sur les seuls toxicomanes ; ce jeune lançait un appel aux générations de gens responsables et de décideurs, en faveur de l'ensemble des jeunes qui se sentent malheureux, dépressifs, angoissés, sans buts assez attrayants à l'entrée dans la vie.

Ce jeune profitait de cette tribune, un instant entrouverte, pour interpeller ceux dont la fonction première est de l'aider à y voir plus clair dans le monde et en lui-même, à ne pas tricher avec la prise en compte des réalités de demain. Au-delà des conseils, des reproches ou des sarcasmes habituels, ce jeune attend sinon des modèles, au moins des repères ; non pas pour procéder, à partir des parents, des éducateurs, ou des aînés en général, à des imitations serviles et passives, mais pour être en mesure de faire des choix, vraiment personnels, entre un certain nombre de propositions qui demeurent suggestions potentielles, et non pas simplement ordres ou interdits.

Si nous voulons entendre ce cri et en saisir la portée, nous ne pouvons limiter notre écoute aux propos déjà faussés des sujets centrés sur leur rapport direct ou indirect actuel ou encore récent, avec le produit toxique.

Les témoignages de drogués ou d'anciens drogués ne peuvent nous apporter, à eux seuls, toutes les informations qui nous sont nécessaires. Ces témoignages, trop partiels et bien souvent faussés, vont nous intoxiquer plus ou moins gravement nous-mêmes ; il s'en dégage en effet un climat très pernicieux de contre-information déplaçant le vrai débat.

Le même risque existe d'ailleurs si l'on se limite à l'écoute des plus imprudents de ceux qui ne s'occupent que de drogués. Des gens de bonne volonté, mais ne possédant ni une formation critique suffisante, ni une expérience de vie personnelle assez positive, deviennent vite victimes et relais de la contre-information émise par les drogués. Ceux qui réussissent à comprendre et aider les toxicomanes et à traduire en termes utilisables leurs difficultés ne sont pas ceux qui s'identifient trop à eux, au point de s'y perdre. Une compréhension productive de changements nécessite d'abord chez l'intervenant une solide structuration personnelle permettant d'aller entendre l'autre de son intérieur à lui, sans s'y dissoudre soi-même.

Les effets de la télévision sont parfaitement mesurables à partir de la courbe des ventes des produits divers loués par la publicité qui encadre ou fragmente les principales émissions. Le téléspectateur se laisse prendre à son propre piège; il est victime de sa passivité et de son besoin d'illusions. Nous pouvons reconnaître que le choix d'une lessive n'est certes pas plus lourd de conséquences sociales pour les individus que la passivité ou les illusions entretenues autour du loto ou du tiercé. Mais cela nous alerte tout de même sur d'autres risques, plus sérieux, portant sur des problèmes plus graves.

Un public de tous âges et de toutes conditions culturelles vient en effet, chaque soir, après une journée fatigante ou simplement morose, offrir passivement ses oreilles et yeux, comme des orifices librement ouverts, à la pénétration d'inductions extérieures attrayantes accompagnées parfois de commentaires qui ne sont pas inoffensifs. Le choix des images ou des commentaires est trop facilement jugé pertinent par le téléspectateur; l'effet de séduction opéré lui évite un effort de réflexion et de critique pourtant essentiel dans toute opération culturelle, ou simplement informative. Notre paresse et notre confort intellectuel nous incitent à prendre pour argent comptant les idées docilement tirées de la boîte magique appelée « récepteur », dans un contre-sens assez significatif, puisqu'il s'agit d'un véritable émetteur de représentations préfabriquées.

La télévision possède tout ce qu'il faut pour constituer un merveilleux moyen d'enrichissement et de construction intérieure de rêves de vie heureuse, conforme à la fois à la réalité et aux besoins, ou même aux désirs, qui sont vraiment les nôtres. Or nous confions trop facilement à des réalisateurs à la mode et, de plus, souvent fort sympathiques, le soin de choisir à notre place des images toutes faites, des interprétations toutes faites, des idées toutes faites destinées à remplacer, par un apport qui serait magique et extérieur, les images, les interprétations ou les idées que nous devrions nous construire à partir de la critique de messages qui ne peuvent rien avoir de magique.

Les préoccupations des plus jeunes

Pour ne pas me limiter à stigmatiser des aspects négatifs, je voudrais faire état d'une émission télévisée assez remarquable dont la bande enregistrée m'a souvent servi d'introduction lors des rencontres avec les parents ou les éducateurs et portant sur la délicate question de savoir s'il faut ou non informer les élèves assez tôt sur les méfaits de la drogue.

La télévision avait chargé le professeur Olievenstein de dialoguer avec une classe de fin du primaire à propos du « problème-drogue ». Avec la prudence qu'on lui connaît, Claude Olievenstein s'est bien gardé de proposer à ces élèves un exposé sur les méfaits des produits toxiques, autrement dit de leur faire peur et de se contenter d'émettre des interdits en déplaçant sur le produit chimique les problèmes essentiels, plus réels, plus profonds et plus conséquents à leur âge. C. Olievenstein s'est contenté de demander à ces élèves quelles étaient les questions qui les préoccupaient vraiment et qu'ils aimeraient poser aux adultes prenant la peine de les écouter.

L'émission est ainsi devenue, rapidement, beaucoup plus passionnante que celle que j'ai évoquée plus haut. On a vu les élèves parler de tout autre chose que de la drogue, non pour fuir un problème inquiétant, mais parce que les problèmes réellement inquiétants à cet âge ne sont certes pas encore ceux qui concernent la drogue.

Ces élèves ont surtout parlé de leur avenir, de leurs rapports avec les adultes, de ce qu'ils en attendent, de leurs espoirs et de leurs déceptions, de ce qui se passera pour eux demain, à partir des images qu'ils reçoivent des adultes.

Quelle leçon donnée à ceux qui ne se soucient de la jeunesse que le jour où elle les dérange par la marginalité, la violence, la délinquance et, bien sûr, la drogue!

En diffusant et en rediffusant toutes les fois où cela est possible une émission de cette qualité, la télévision remplit vraiment son rôle : ni endormir les téléspectateurs, ni exercer sur eux des pressions ou émettre des condamnations mais suggérer, à partir de faits naturels d'observation nullement préorientés, des réflexions personnelles, seules capables de faire évoluer progressivement les esprits et d'améliorer ainsi la qualité des relations entretenues entre enfants et adultes. C'est en effet de la qualité de cette relation initiale que dépendra la direction prise par la vie affective des post-adolescents.

On peut voir dans une telle émission une leçon qui nous est donnée par des enfants qui, comme beaucoup d'enfants, n'ont pas reçu d'informations bien précises sur telle ou telle forme de dépendance mais qui ne sont pas encore trop intoxiqués non plus par les produits superflus que les puissances médiatiques cherchent à leur imposer chaque jour.

Ces enfants se montrent capables de nous rappeler que les véritables problèmes de leur avenir ne se limitent pas au rapport avec un produit toxique, mais concernent avant tout l'aide qu'ils pourront attendre de leurs parents, de leurs maîtres, et de leurs aînés en général, pour parvenir à réaliser ce qu'ils sentent être leurs talents originaux et leurs désirs.

Nous sommes bien loin du discours sur la drogue. L'écoute précoce de la véritable demande émanant des enfants et des échecs de cette demande éviterait de se poser, trop tard, des questions sur la répression du trafic ou les soins aux toxicomanes.

« La vérité sort de la bouche des enfants », nous dit-on souvent. Dans cet exemple ce sont les enfants qui nous montrent la seule voie efficace dans nos efforts de prévention : agir avant que le problème drogue se pose et agir sur les possibilités chez un enfant d'imaginer des buts de vie vraiment attractifs.

Chapitre 5

Les pouvoirs publics
et leurs errements

Dans tous les pays du monde il paraît logique de réclamer aux pouvoirs publics d'engager, en matière de politique de la santé, les actions nécessaires à une protection efficace des individus contre les principaux désordres dont ils se sentent menacés.

Les médias semant la panique dans le public, à partir d'une épidémie de pharmacodépendances très variées, il est normal d'attendre des pouvoirs publics des mesures immédiates et radicales capables de juguler cette épidémie censée menacer l'ensemble de la jeunesse et, par le relais du sida, une proportion beaucoup plus vaste encore de la population.

Cependant, la première tâche qui incomberait vraiment aux pouvoirs publics n'est certainement pas d'aller dans le sens des rumeurs et des dramatisations opérées par les différents moyens médiatiques. Il conviendrait en effet, comme devant toute menace importante touchant une nation, de préciser la nature et l'étendue de la menace et de ramener les choses à leurs justes proportions. Il appartiendrait donc aux pouvoirs publics de rassurer l'opinion, sans lui mentir, en exposant seulement les faits tels qu'ils sont; il serait par exemple utile de comparer les dégâts réels (décès et maladies) causés par les drogues avec les méfaits parfaitement repérés de l'alcool, ou de la route, pendant la même période de temps.

Il revient également aux pouvoirs publics l'obligation de dire la vérité sur ce que les spécialistes ont mis en évidence depuis longtemps, à savoir l'insuffisance d'une action centrée uniquement sur l'offre de produits toxiques. On sait en effet que la répression, pas plus que les soins donnés à ceux qui sont déjà toxicomanes, ne peut réduire d'une façon sensible le nombre des jeunes qui deviendront toxicomanes dans les années à venir. On ne saurait donc se contenter d'une action portant sur l'offre.

Les pouvoirs publics savent et doivent faire connaître à l'opinion qu'il existe des moyens d'agir sur la demande, donc d'éviter que le nombre des toxicomanes augmente. Il est possible d'obtenir d'abord une stabilisation puis une diminution progressive du nombre des nouveaux pharmacodépendants. Il existe des mesures visant à la prévention au sens vraiment authentique du terme; il s'agit donc d'une prévention *primaire* et *globale* s'intéressant à la totalité de la personnalité du sujet, à son évolution affective.

Cette prévention est certes difficile à mettre en œuvre. Elle ne saurait être comprise que dans le cadre d'une stratégie éducative bien conduite. Mais le succès est assuré, à condition qu'on accepte de faire porter les efforts sur une période de temps assez longue.

La quémande passive

Comme le feraient des enfants, une partie de l'opinion réclame des résultats, obtenus n'importe comment, mais tout de suite. C'est là une attitude irresponsable et le silence des pouvoirs publics, la peur de dénoncer cette erreur, nous coûtent cher.

L'opinion attend que les pouvoirs publics agissent de façon magique et, si possible, sans qu'il y ait lieu d'intervenir au niveau individuel.

Comme le font les toxicomanes eux-mêmes, le public attend de l'État une intervention essentiellement extérieure et d'ordre magique. Précisément cette attitude s'accentue considérablement chez celui qui risque de devenir toxicomane, le produit toxique étant considéré comme capable de répondre aux exigences d'un tel appel.

La façon habituelle de considérer la vie dans l'entourage des « victimes » de toxicomanies se trouve mêlée depuis longtemps déjà à ces habitudes de quémandes passives. Nous constatons en effet que l'environnement naturel du futur toxicomane a souvent entretenu très tôt et de façon constante l'illusion que les problèmes quotidiens, petits ou grands, pouvaient être réglés grâce à des apports « magiques » et « extérieurs ». Par la suite un adolescent, déçu par les démentis progressifs qu'il reçoit au contact des réalités, se verra tout naturellement enclin à rechercher des gens ou des objets qui lui promettront une aide justement « magique » et essentiellement « extérieure ». A l'heure actuelle la drogue est dotée de ce prétendu pouvoir, non seulement quand elle est proposée par un camarade ou un dealer, mais dans la façon aussi dont la rumeur publique, la soi-disant « information » et le discours des médias apportent « sur un plateau » (même s'il s'agit d'une forme de propagande en apparence négative) l'assurance qu'il s'agit bien d'une source puissante d'effets « extérieurs » et « magiques ».

Ce désir de fuite des réalités intérieures, qu'on retrouve de façon constante et assez intense dans le dialogue entre parents et enfants quand on s'entretient avec des familles de toxicomanes, va s'étendre peu à peu dans le cadre des réclamations adressées, par les familles d'abord, puis par l'ensemble du public, aux pouvoirs publics eux-mêmes. Les pouvoirs publics vont se voir investis, bien souvent malgré eux, d'une toute-puissance imaginaire qui les inquiète dans un premier temps, puis peu à peu les flatte et parvient parfois à les convaincre de leur omnipotence. Hélas, surtout en matière de désordres aux facettes originelles multiples, en particulier dans le cas des toxicomanies, la désillusion survient rapidement, suivie de la colère du public qui se trouve à nouveau tenté de réclamer une autre forme d'intervention magique, tout aussi illusoire. Et le cycle des erreurs, entraînant les illusions puis la déception et la colère, recommence.

Les pouvoirs publics vont se trouver tentés, à leur tour, non seulement de participer à cette illusion mais d'en confirmer le bien-fondé et d'en intensifier la portée défensive, destinée à masquer les vérités plus profondes, désagréables pour l'électeur et trop risquées à dénoncer de la part d'un élu, même si celui-ci a pris conscience de la profondeur du problème.

C'est parce que le public prétend tout attendre d'interventions magiques que les pouvoirs publics vont être tentés de répondre en affirmant qu'ils seront en mesure d'agir positivement sur les registres politique, juridique, scientifique, sanitaire et social et sans que les électeurs aient de trop pénibles questions à se poser sur leurs propres attitudes. On va s'employer à aménager de « bonnes » lois; on parviendra à déterminer l'action exacte des « mauvaises » molécules; on augmentera, bien sûr, les lieux d'isolement réservés à ces sujets « tout à fait différents des autres » que seraient les toxicomanes; on leur assurera l'anonymat et la gratuité des « soins », auprès de « protecteurs » spécialisés et garantis par l'État...

Prévoir ou assister?

Il est bien normal de proposer toutes les mesures de protection médicale et sociale aux sujets déjà toxicomanes et nous savons que traiter ou même simplement aider un toxicomane n'appartient pas au domaine des facilités.

Cependant, au niveau des pouvoirs publics, est-on vraiment convaincu de la nécessité et de l'urgence de la mise en place effective d'une autre forme de protection, celle qui concerne des jeunes auxquels il s'agit d'éviter de sombrer dans la pharmacodépendance quand nous savons qu'ils en sont particulièrement menacés?

Ce ne sont pas les propos tenus par les hommes politiques de tous bords, en France ou ailleurs, qui nous rassureront, quand on nous affirme par exemple que la toxicomanie survient dans des situations de désinsertion et de non-ressources et qu'il s'agit de définir, sur le terrain, des quartiers et des blocs d'immeubles fragiles et sensibles. Il y aurait sans doute de quoi faire réagir SOS-Racisme; on parle comme s'il s'agissait simplement de questions de zones ou d'îlots insalubres et des seules populations qui y demeurent.

La partie la plus exigeante du public manifeste avant tout un besoin de sécurité devant des risques reportés vers l'extérieur, en particulier l'atteinte par une maladie diffusée « par les autres »; les mesures de protection devraient être assurées, pense-t-on, dans leur totalité par la collectivité de façon immédiate et automatique et ne rien coûter, en plus, aux individus.

Il y a quelques années, un ministre désirant justifier son action politique au cours d'une émission publique assez célèbre, présentait comme étant à son crédit le fait d'avoir mis à la disposition de ses compatriotes le meilleur système de protection sociale du monde. On peut se demander sur quoi repose une telle affirmation. Le besoin de sécurité assuré par une aide purement extérieure se justifie s'il porte sur des domaines essentiels et sur des garanties dépassant ce que chacun peut, à lui seul, logiquement assumer.

Le Rapport Castonguay, présenté au parlement canadien, mettait en garde les pouvoirs publics, au nom du respect et de la promotion de la liberté des individus, contre une attitude étatique qui s'avérerait hyperprotectrice, et pourrait nous ramener à un paternalisme social traditionnel, singulièrement dépassé.

Les pharmacodépendances correspondent à un échec de la gestion personnelle des buts de vie d'un sujet. Il s'agit d'une abdication du désir sous son aspect positif au profit d'une passivité ayant au bout du compte une visée auto-destructrice. Les toxicomanes se présentent à cet égard à la fois dans l'axe et comme caricature des tendances pas-sives et revendicatrices du public. Les pouvoirs publics ont-ils mission d'entretenir cette passivité et cette dépendance ou de réveiller au contraire les moyens personnels d'auto-défense d'abord et de progrès ensuite?

Le pouvoir dans l'action sociale, comme dans l'action politique, ne peut se baser sur des moyens mis à la disposition des individus pour pourvoir à tout, tout de suite, n'importe comment et à leur place; il serait sans doute plus heureux d'aider chacun à conquérir et à conserver sa liberté, son originalité, sa dignité, son indépendance matérielle et morale. Parer à l'imprévisible ou au catastrophique relève certes des efforts solidaires organisés par les services publics à différents niveaux. Mais revient-il à l'État de pourvoir à toutes les difficultés survenant au cours d'une existence, surtout si ces difficultés pouvaient être prévues et en plus, pour une bonne part, prévenues?

On sait que dans certains pays d'Europe il a été décidé de ne plus prendre en charge, par exemple, les conséquences d'un alcoolisme chronique sur l'état de santé des sujets.

Pour se sentir le droit de rendre à l'initiative individuelle la responsabilité de risques prévisibles, il conviendrait préalablement que l'État ait bonne conscience quant à la fiabilité de ses systèmes éducatifs, en particulier en matière de prévention de la santé.

Or nous constatons que dans le domaine très précis des pharmacodépendances il n'existe pas beaucoup de gouvernements dont l'action préventive primaire ait été assez courageusement et efficacement développée pour qu'on puisse permettre d'envisager de diminuer les mesures de prévention secondaire ou tertiaire qui dépensent tous les crédits, vont dans toutes les directions, sans plan d'ensemble, sans réflexion sérieuse préalable; on désire simplement parer au plus pressé, au plus voyant; on tient à éviter, autant que faire se peut, les reproches les plus immédiats des électeurs.

Il appartient à l'État, et aux systèmes éducatifs dont il est responsable, de rendre les citoyens davantage conscients de leurs devoirs vis-à-vis d'eux-mêmes et des leurs, en particulier en matière de santé. Il appartient à l'État d'apprendre aux individus à mieux autogérer les problèmes qui concernent leur bien-être personnel, en particulier dans le registre des attitudes contribuant à la prévention des désordres physiques ou affectifs dont on connaît la fréquence.

La prévention des pharmacodépendances doit demeurer la préoccupation première des pouvoirs publics; il ne s'agit pas de se déculpabiliser un peu trop facilement devant l'électeur en multipliant les « comités », les « commissions », les « délégations », les « missions » ou les « observatoires » chargés de « *lutter* » (?) contre la drogue ou même simplement de « soigner » des drogués. Une attitude radicalement préventive, au sens authentique du terme, implique un souci éducatif initial préparant à leur rôle les futurs parents des enfants de demain, contre les risques de toxicomanie certes, de façon peut-être plus urgente à l'heure actuelle, mais surtout contre l'ensemble des désordres relationnels qui pourraient faire ensuite le lit de beaucoup d'autres perturbations mentales, comportementales ou somatiques parallèlement aux pharmacodépendances.

Les écrits officiels

La position des pouvoirs publics en France en matière de pharmacodépendances a été définie de façon assez complète en 1978 et en 1989 dans deux rapports importants destinés à présenter une synthèse, à deux moments précis de l'évolution de l'épidémie d'une part et des idéologies d'autre part.

Le premier rapport, dit Rapport Pelletier, fut entouré de tout un cérémonial parlementaire et médiatique. Il avait été préalablement précédé d'un long pèlerinage à travers les principaux sanctuaires consacrés à « la drogue ». Le rapport a été publié sous la forme d'un ouvrage de près de 300 pages, rédigé, présenté et imprimé avec soin; l'ensemble est du meilleur effet; le style en est alerte, précis, brillant, la lecture facile. L'accueil du public et des médias fut dans l'ensemble très favorable car on reconnaissait à ce travail un souci de ne rien laisser dans l'ombre, un désir d'ouvrir le débat et une prudence idéologique qui contribuait à imposer le respect. Malheureusement les esprits n'étaient pas encore mûrs à l'époque (en 1978) pour accepter de dépasser le stade du discours; en outre, les aléas de la vie politique dispersèrent très vite l'équipe qui avait œuvré autour de ce document.

L'effet principal qui suivit la publication du Rapport Pelletier et sa discussion dans une vaste partie de l'opinion se matérialisa par la création d'une mission permanente chargée de la « lutte contre la toxicomanie ». On ne peut pas appeler cela un franc succès, étant donné d'une part le but assez restrictif donné à cet organisme et d'autre part la courte durée comme la faible consistance des différentes « missions » qui se sont succédé après 1978.

Le second rapport, dit Rapport Trautmann, qui émane de la Mission interministérielle de « lutte contre la toxicomanie », issue des projets de 1978, se présente d'une façon assez différente du Rapport Pelletier; il s'agit d'un simple tirage de 200 pages agrafées, sous une chemise aux couleurs demi-deuil; la forme en est morose et ne semble pas traduire un enthousiasme des plus rayonnants. Cependant ce texte constitue, sans aucun doute, un document de travail sérieux, riche d'informations diverses, souvent mal connues du public, donc très utiles, bien que les propositions les plus intéressantes paraissent manquer de la vigueur souhaitable pour mieux entraîner l'adhésion.

Malgré le peu d'écho qu'il a reçu lors de sa publication, le Rapport Trautmann, par la solidité et la richesse de son contenu, donne aux pouvoirs publics des informations bien utiles et les incite à un changement assez radical dans le choix des priorités d'action, en mettant nettement l'accent sur la prévention. On peut considérer que ce Rapport constitue un outil de travail sérieux, à usage parlementaire et gouvernemental, plus qu'un ouvrage destiné au grand public. Il suffirait d'un peu plus de panache dans la présentation pour que les éléments positifs du Rapport Trautmann parviennent à émouvoir une opinion publique mieux disposée qu'en 1978, ne serait-ce que parce que la politique centrée sur les « soins » et la « répression » l'a profondément déçue.

Le premier rapport

La première « mission d'étude sur l'ensemble des problèmes de la drogue » a été créée en 1977 auprès du Premier ministre. Elle était constituée, sous la direction de Monique Pelletier, par des hauts fonctionnaires, des magistrats et des spécialistes de la médecine, de la psychologie ou de la pédagogie ayant eux-mêmes interrogé ou visité un nombre assez impressionnant de gens de toutes professions et de toutes tendances en France ainsi qu'à l'étranger.

Le Rapport Pelletier entend soulever l'ensemble des problèmes qui concernent les toxicomanies mais en même temps il nous met en garde contre une éventuelle prétention des spécialistes approchant les drogués à monopoliser le discours sur la toxicomanie. On pourrait même aller plus loin et se demander si, au-delà de ce qu'on peut dire sur les toxicomanes, la drogue ou le trafic, il est vraiment possible de tenir un discours sur « la toxicomanie » seulement.

Le rapport fait état de deux courants de pensée contradictoires sollicitant les pouvoirs publics, celui qui prône la libération des produits considérés comme illicites, et celui qui décide de « tout mettre en œuvre » pour lutter contre la drogue.

Nous savons actuellement que les nations qui ont opté pour la première option citée dans ce rapport n'ont pas vu se modifier de façon significative le comportement des jeunes à l'égard des produits toxiques; certains utilisent cette constatation pour déclarer inutiles les mesures restrictives, d'autres y voient au contraire une raison de plus pour justifier un renforcement de la répression du trafic.

Je pense personnellement que les avocats de ces deux « courants » doivent être renvoyés dos à dos, car ils continuent d'ignorer une alternative sans doute plus efficace : la prévention primaire centrée sur la demande, et non plus sur les conditions très complexes, et finalement secondaires, des problèmes de l'offre, qui continuent malheureusement de nous obnubiler.

Le Rapport Pelletier a eu le mérite de s'intéresser à la situation des adolescents au cœur de la cité contemporaine, ce qui conduit à envisager les connexions existant entre la pharmacodépendance et la déviance, la marginalité ou les troubles de la personnalité. Le rapport étudie les circonstances familiales et sociales favorables à la consommation et les prédispositions personnelles repérables, sans rester fixé à un biologisme désuet ni à un déterminisme trop restrictif. Il y a longtemps en effet que le faux débat entre « l'inné » et « l'acquis » s'est vu dépassé.

Il est fait état en revanche des travaux de recherche d'équipes de l'INSERM et des services de l'Éducation surveillée, mettant en évidence certaines perturbations familiales très fréquentes au cours de l'enfance chez des sujets qui vont devenir toxicomanes. Une unité de recherche de l'INSERM s'est employée en particulier à définir comment pouvait se présenter de façon assez précoce un sujet considéré comme à « haut risque ».

Le rôle joué par le contexte éducatif est rappelé dans de nombreux chapitres de ce rapport; il s'agit, bien sûr, des activités scolaires et des relations entretenues avec les maîtres et les autres élèves dans les établissements divers; et cela concerne d'une façon plus générale l'ensemble de la politique éducative à définir par les pouvoirs publics. On nous rappelle les conséquences des erreurs ou des carences éducatives sur l'apparition de conduites violentes ou déviantes, sur l'exaspération sadique des poussées érotiques, sur certains comportements suicidaires ou sur l'éclosion d'attitudes plus directement reconnues comme psychopathologiques.

Une étude psychologique assez fine des conflits de l'enfance et de l'adolescence aide à la compréhension des facteurs de risques les plus évidents. On évoque, à juste titre, la façon dont le sujet est habitué ou non à supporter comme logiques un certain nombre de frustrations qui découlent de l'existence d'une réalité extérieure imposant toujours ses limites et parfois ses contraintes. On rappelle l'importance d'une éducation proposant des modèles identificatoires réalistes, sans pessimisme radical ni grandiloquence et encourageant le développement des facultés adaptatives chez l'enfant puis chez l'adolescent.

Le rapport met en cause l'indifférence des milieux éducatifs se contentant d'interventions purement pragmatiques laissant les jeunes livrés trop tôt à eux-mêmes, et une pauvreté des échanges affectifs conduisant à une faiblesse de la vie émotionnelle, à des juxtapositions, en groupes, de solitudes individuelles, de pertes de confiance dans les valeurs et les institutions traditionnelles. A cela s'ajoutent encore les maigres encouragements déployés en faveur d'une formation intellectuelle ou professionnelle assez poussée et assez solide, permettant une meilleure autonomisation.

La dépendance d'un produit est décrite comme corrélative d'un sentiment de dépendance économique, accentué encore par la survenue, plus précoce de nos jours, de la maturité biologique et surtout de la maturité sociale et culturelle. L'ensemble de ces facteurs contribue à l'intensification chez les jeunes d'un sentiment, à la fois individuel et collectif, d'angoisse et d'insécurité.

Le rapport se termine sur la nécessité de disposer d'une « structure administrative adaptée », en liaison avec des structures parallèles (on cite par exemple la délinquance juvénile ou la prévention des accidents). On envisage des propositions d'organismes à différents niveaux : Premier ministre, ministères concernés, et une « politique départementale de la drogue ». Les actions de prévention s'entendent au sein de l'institution scolaire et aussi en dehors des établissements; on y associe information et formation. Le chapitre consacré à « l'intervention des pouvoirs publics sur la demande » se voit malheureusement réduit à la dimension juridique et répressive.

Cette discordance apparente entre des développements diversifiés, pertinents et nuancés et des conclusions aussi juridiquement et administrativement orientées, est sans doute le reflet des composantes principales de l'équipe qui a contribué à l'élaboration de ce rapport.

On a eu raison de limiter à une proportion convenable le discours médical et psychiatrique, mais il a été difficile d'éviter l'écueil de la démarche juridique, celle d'un « procès ». Les « attendus » ont été nombreux et variés, mais les conclusions prennent tout de même allure de « jugement ». On a cherché à instruire honnêtement le procès de « la toxicomanie » en élargissant autant que faire se pouvait le débat, sans atteindre malheureusement la dimension anthropologique, sous-jacente ici à tout moment, et qui aurait fait éclater, bien en deçà de la seule manifestation toxicomaniaque, le cadre du véritable procès qui reste toujours à instruire et qui ne peut être celui de la seule « toxicomanie ».

Comités, missions et commissions

La structure administrative souhaitée dans le Rapport Pelletier a vu le jour en 1981 seulement, sous un gouvernement nouveau; on confia à un juriste la direction d'une « mission permanente », inévitablement destinée à « la lutte contre la toxicomanie ». Le rôle essentiel imparti à cet organisme concernait la coordination administrative des actions (« de lutte ») dont bien entendu, au premier chef, la répression.

Le Premier ministre crée, à la même époque, un « Comité interministériel » de « lutte contre la toxicomanie » dont la vice-présidence est assurée par le ministre de la Solidarité nationale, ce qui paraît fort judicieux. Mais ce Comité n'a pu tenir sa première réunion qu'en 1983 et on a surtout entendu parler des activités de la « Mission interministérielle de lutte contre la toxicomanie » (MILT) qui en constitue l'organe exécutif.

Les conditions de travail de cette « Mission » ne furent pas très brillantes, parce que pas très faciles. Sans budget initial, logée d'une façon qui pourrait paraître dérisoire, dans un baraquement préfabriqué construit dans la cour intérieure d'un immeuble pour y recevoir des archives, la petite équipe, composée de personnes compétentes et attachée de façon permanente à la gestion de la MILT, eut bien du mérite à survivre; en plus d'autres difficultés ou conflits moins connus, il a fallu assurer la continuité, et parfois l'action, de cet organisme qui a changé neuf fois de président en huit ans, avec un détour inattendu par un rattachement, heureusement provisoire, au ministère de la Justice.

Le décret de 1982, qui pose les bases du Comité et de la Mission de « lutte contre la toxicomanie » a été modifié à quatre reprises.

En 1985 le Comité interministériel a publié un texte proposant trente et une mesures de « lutte contre la toxicomanie » dont beaucoup sont demeurées sans suite. Elles concernaient pêle-mêle l'intensification des actions d'information, d'accueil et de soins, la création de Comités départementaux de « lutte contre la toxicomanie », la réglementation de l'industrie des colles, un aménagement d'antennes « toxicomanies » dans les prisons; comme on s'y attendait, les traditionnelles promesses de renforcement de la répression du trafic prennent une place de choix au sein de ces propositions.

On cherche en vain ici ce qui pourrait évoquer un début de réflexion sur les fondements du désordre auquel on entend « déclarer la guerre »; on ne saurait, par voie de conséquence, envisager des projets entrant, même au niveau des intentions, dans le cadre des préoccupations de prévention vraiment primaire.

A voir les insuccès de certaines grandes nations dans leur prétention à régler par « la manière forte », à l'encontre d'ennemis « extérieurs », des désordres de nature d'abord intime, nous devrions nous montrer prudents dans nos entreprises de « lutte contre les toxicomanies ».

Les exemples très équivoques que nous ont donnés ces nations devraient faire réfléchir nos hommes politiques quand il s'agit de prétendre « lutter » contre « la drogue ». Ce n'est point parce qu'une partie de l'opinion publique soutient les gouvernements dans une action illusoire et vaine que nous combattrons avec succès les causes véritables d'un désordre qu'il faudrait envisager autrement et de façon plus efficace.

Que dire des comités départementaux de « lutte contre la toxicomanie »? Ces organismes sont théoriquement chargés de coordonner les actions de « lutte » et d'échanger des informations avec la MILT. Dans les départements où ils se réunissent vraiment, on voit trop facilement se succéder les discours du modèle connu dans certaines associations d'« anciens combattants » tout contents d'être pris ainsi au sérieux car ils ne sont pas tous certains d'avoir vraiment fait la guerre ni même surtout d'avoir l'esprit belliqueux.

Les différents organismes de « lutte » contre « la toxicomanie », en raison d'une erreur fondamentale de terminologie, destinée à masquer une carence de réflexion initiale et une dénégation des problèmes essentiels, ne sont guère enclins à ouvrir la porte de leurs comités à ceux qui ont d'autres alternatives de pensée à formuler et d'autres stratégies à proposer, conçues comme pouvant déranger l'ordre d'un discours soporifique bien rodé.

Le second rapport

Bien qu'ayant bénéficié d'un assez faible support médiatique, le Rapport Trautmann publié en 1989 apparaît comme assez complet et très documenté. Il cherche tout d'abord à établir un bilan critique, discret mais rigoureux, des résultats de « dix ans de lutte contre la toxicomanie ». Il a la modestie méritoire de ne pas laisser espérer des miracles tirés de la seule action des pouvoirs publics.

Les trois raisons d'inquiétude mises en avant ne concernent

malheureusement que des risques liés à la consommation, donc aux toxicomanies déjà déclarées; il s'agit de la mondialisation des trafics, de l'apparition de nouvelles toxicomanies et des risques d'infection intercurrente par le virus du sida.

Le rapport entend, à juste titre, se préoccuper de savoir *qui* se drogue et *pourquoi*. La position des pouvoirs publics en face des différents problèmes posés est présentée comme un équilibre à rechercher entre le respect des libertés individuelles, les préoccupations concernant la santé publique et le souci du maintien de l'ordre. Les pouvoirs publics estiment qu'il s'agit d'une « affaire de solidarité » visant à la fois à développer les systèmes de soins, les moyens de répression et les actions de prévention.

Le rapport fait état des difficultés rencontrées pour comprendre et interpréter les données dont nous disposons. Cette évidence entend s'étayer ici sur une série d'oppositions trop arbitrairement décrites entre ceux qui estimeraient que la toxicomanie est une maladie et ceux qui y verraient un style de vie; entre ceux qui jugeraient que la toxicomanie provient de causes intérieures au sujet et ceux qui pencheraient pour des causes extérieures; entre ceux qui accuseraient l'offre et ceux qui incrimineraient la demande. Le choix assez hétéroclite des personnes consultées a sans doute influencé les rédacteurs et les a conduits, sur ce point particulier, à des positions trop partiales et restreignant le débat. Il est trop facile d'excuser la timidité des pouvoirs publics par une caricature des positions extrêmes puis en mettant en avant la difficulté rencontrée pour « concilier des niveaux d'interventions aussi fondamentaux que contradictoires ».

Il resterait encore à justifier, derrière un discours qui se veut, à juste titre, éclairé par un souci d'ouverture, pourquoi l'emportent si souvent les pressions exercées par les éléments en réalité les plus conservateurs, attachés aux signes de surface du phénomène donc aux soins et à la répression seulement qui conduisent à l'immobilisme que l'on sait : « Lutter contre la toxicomanie, dit le rapport, c'est à la fois mener une véritable guerre contre le grand trafic international, assurer la sécurité civile et protéger la santé publique. » Nous sommes assez surpris, connaissant le bon sens qui règne habituellement à la MILT, de rencontrer un passage d'allure aussi martiale alors que tout le monde semble bien convaincu, même à la Mission, que les vrais problèmes n'ont rien à voir avec un quelconque parcours du combattant.

La situation générale en France et dans le monde, aux différents niveaux où les pouvoirs publics entendent placer l'épidémie actuelle de toxicomanies et les actions à développer, se voit largement décrite dans la deuxième partie du rapport, dans la ligne des problématiques déjà évoquées au cours des chapitres précédents.

Les objectifs exposés dans la partie du rapport réservée aux propositions sont compris comme un effort de réduction de l'offre et un effort d'amélioration des soins; ces deux objectifs n'apportent rien de particulier et aucun espoir nouveau. Le troisième objectif proposé concerne un effort de réduction de la demande; ce point de vue semble d'emblée très positif mais la rédaction de ce passage s'avère tout de même décevante. On postule en effet qu'« amener la consommation à un très bas niveau est aujourd'hui impossible ». Il nous est affirmé ensuite que la réduction de la demande « s'obtiendra en aidant un plus grand nombre de toxicomanes lassés par leur dépendance à recouvrer l'autonomie et en agissant auprès des usagers plus ou moins occasionnels pour qu'ils renoncent à leurs pratiques »... Autrement dit, les trois propositions avancées dans le chapitre concernant les objectifs (même la troisième de ces propositions qui faisait référence à la question capitale de la demande) sont ramenées à la dimension du produit et de la pharmacodépendance déjà réalisée.

Heureusement un chapitre suivant se voit vraiment consacré à la prévention et particulièrement à la prévention primaire. L'accent est mis sur les adolescents en crise. On nous montre le besoin de clarté du rôle tenu par les adultes dans la relation aux jeunes et dans la façon dont les adultes entendent affronter les problèmes de l'existence pour donner l'exemple de comportements préventifs positifs au registre de la santé. On évoque un élargissement souhaitable des programmes de prévention destinés à la fois aux adolescents, à leurs parents et aux environnements professionnels et sociaux.

Le Rapport Trautmann consacre un long chapitre à l'action des pouvoirs publics en matière de prévention. Il s'agit d'envisager une politique globale de la jeunesse, celle-ci devant être reconnue par l'opinion publique dans ses originalités, comme dans la diversité de ses capacités.

Il est préconisé une action commune entre les différents ministères concernés. Au premier rang de ceux-ci se situe le ministère de l'Éducation nationale. On se réjouit d'apprendre qu'une mission consacrée spécifiquement à l'étude de la *prévention* des toxicomanies (et non à la « lutte contre la toxicomanie ») est en voie de formation au ministère de l'Éducation nationale, en liaison directe avec les services de la MILT. Il s'agirait de promouvoir les conditions favorables à la mise en place de véritables communautés éducatives regroupant les élèves, les parents et les enseignants et de sensibiliser des adultes en général à l'écoute des difficultés variées et successives rencontrées par les jeunes. L'établissement d'enseignement apparaît en effet, à tout point de vue, comme le lieu propice à l'élaboration de projets collectifs ayant des chances d'intéresser vraiment les jeunes générations.

La coopération du ministère de la Santé et de la Protection sociale va de soi. L'expérience de ce ministère en la matière est déjà ancienne dans la mesure où la Direction générale de la Santé avait manifesté de longue date son souci de ne pas se contenter de considérer l'état de santé d'un point de vue strictement médical, c'est-à-dire comme la simple absence de phénomènes morbides, et de mettre l'accent sur les aspects positifs et éducatifs des attitudes conduisant à la santé.

Le rapport évoque la collaboration souhaitable avec les ministères de la Justice, de la Défense et de l'Intérieur.

Mais l'accent semble porté davantage en direction du département chargé de la Jeunesse et des Sports, bien que les renseignements fournis à ce propos demeurent encore relativement imprécis. Or nous sommes en droit d'attendre beaucoup des expériences déjà réalisées par les services de la Jeunesse au sein d'une coordination, promise comme enfin plus efficace, entre les différents décideurs politiques en matière de prévention des difficultés rencontrées par les jeunes, dont la toxicomanie.

Le rapport préconise ensuite la participation à l'effort préventif des associations, que celles-ci se déclarent ou non comme fixées au seul domaine des toxicomanies. La seconde de ces propositions, c'est-à-dire celle qui consiste à solliciter la collaboration des associations qui ne s'intéressent pas spécifiquement aux toxicomanies, semble nouvelle et prometteuse, de même que l'effort de développer les entreprises locales et réalistes de prévention, et le rappel des nécessités de procéder à des évaluations, après toute mise en place d'une action à but préventif.

La partie du Rapport Trautmann consacrée à la prévention représente sans aucun doute l'aspect le plus novateur et le plus courageux d'un texte assez dense reprenant par ailleurs, dans un souci critique légitime, beaucoup de débats antérieurs connus pour la relativité de leur intérêt.

On peut souhaiter que cette ouverture sur les aspects primaires d'une prévention assez globale, consacrée aux principaux facteurs de risques décelables chez l'enfant ou l'adolescent, recueille auprès des pouvoirs publics les concours et les moyens suffisants à la réalisation des projets présentés dans le Rapport Trautmann, en commençant par le concours de collaborateurs à la fois convaincus et compétents.

Une nécessaire clarté

Je montrerai plus loin la responsabilité des pouvoirs publics en matière de trafic international et je mettrai en évidence le double langage qui est un peu partout tenu ; les mêmes trafiquants opèrent en effet souvent dans les deux sens : exportation de matériaux prohibés supposés « propres » à partir des pays industrialisés et introduction de drogues « sales » sur le marché de la demande en direction de ces mêmes pays. On ne peut pas tricher sans fin avec ces réalités.

Ceux qui décident au nom des pouvoirs publics par leurs propositions ou leur vote sur ces propositions, même les plus perspicaces et les plus généreux, demeurent sensibles à deux modèles très efficaces de pressions : la pression du calendrier d'une part, la pression des électeurs (et en particulier des « grands électeurs ») d'autre part. Ces deux catégories de pressions jouent d'ailleurs de façon conjointe dans certaines circonstances.

La pression du calendrier résulte des échéances électorales : après une période logique de mise en place des nouvelles équipes, et passé le feu des promesses électorales, il s'agit d'élaborer un programme d'action, forcément limité au terme du mandat dont on dispose. Pour un ministre le temps dont il dispose peut être des plus variables mais il est toujours aléatoire ; pour des parlementaires ou des élus locaux, les politologues considèrent en général que la durée d'efficacité des actions, et du bénéfice électoral qui peut en être retiré, tourne autour de trois ans. On comprend donc pourquoi les opérations de prévention primaire, portant sur des mesures en profondeur de l'ordre d'une décennie, n'attirent pas beaucoup l'attention de gens pressés, tributaires d'électeurs eux-mêmes désireux de voir les choses changer de façon totale et immédiate. Alors un discours sur la répression, les produits chimiques ou les soins permet de promettre de rapides succès. Si rien n'est changé avant la fin des trois années fatidiques, soit on laissera à d'autres la charge de nouveaux discours, soit, en cas de réélection, on trouvera soi-même autre chose qui pourra calmer les esprits pendant les trois nouvelles années à venir.

La pression des électeurs s'exerce, en matière de toxicomanies, selon deux influences principales : celle de l'idéologie d'une part, celle de la proximité des drogués d'autre part. L'idéologie à laquelle se réfèrent la plupart des électeurs qui harcèlent leurs représentants à propos des toxicomanies découle de l'application au problème des pharmacodépendances des simplifications exprimées dans d'autres domaines politiques tout à fait parallèles; il s'agit d'un radicalisme des idées séparant le « tout-bon » du « tout-mauvais », le « normal » du « pathologique », le jeune « comme il faut » du voyou, « l'étrange » (à plus forte raison « l'étranger ») de l'adolescent modèle. Les « y'a qu'à... » pleuvent, dénonçant les faiblesses de la famille, des valeurs morales, des institutions éducatives, des partis politiques, etc.

Une autre variété de pressions provient d'électeurs, et en particulier de « grands électeurs » (élus locaux, municipaux ou départementaux, industriels ou gros commerçants de la circonscription) qui ont eu à supporter la révélation, inacceptable pour l'image à laquelle ils tiennent, de la pharmacodépendance d'un neveu, d'un cousin, voire d'un fils ou d'un ami. Ce genre de pression s'accommode souvent d'une simplification d'ordre idéologique, le tout dans le cadre des échéances électorales : chacun souhaite une action rapide, ou plutôt une déculpabilisation rapide – même si le prix à payer s'avère celui de la désillusion qui succédera à la promesse d'une décision à l'effet magique.

Le long terme

Les conséquences de toutes ces pressions exercées sur le décideur politique sont beaucoup plus graves pour les toxicomanies que pour d'autres formes de difficultés rencontrées dans notre société.

On veut aller trop vite, en ce qui concerne la prévention de la demande de produits toxiques; on a raison de ne pas vouloir renvoyer aux calendes grecques les décisions qui s'imposent; mais, sous ce prétexte, on refuse d'envisager des programmes portant sur la prochaine décennie alors que dans le domaine de l'enseignement (ou même de la défense nationale) on ne prendrait pas au sérieux des prévisions qui ne concerneraient pas une période de temps assez longue. En matière de grands travaux, d'autoroutes ou de logements, on admet la nécessité de plans décennaux; on l'admet de même pour les problèmes concernant la délinquance; quant à l'alcoolisme, on se trouve encore bien moins fiévreux que pour les toxicomanies car les pressions exercées par l'opinion publique vont dans un sens contraire à la prévention. Il faut se demander pourquoi il semble si difficile d'admettre la nécessité de programmes à long terme en matière de prévention primaire précoce de désordres divers qui sont capables, entre autres évolutions possibles, d'engendrer des pharmacodépendances.

Les pouvoirs publics entendent parfois aborder la prévention de la demande en renforçant les mesures entrant dans le cadre des préoccupations sociales présentes dans les programmes de tous les gouvernements du monde. On a certainement raison de s'inquiéter des désordres créés dans les esprits et dans les corps à partir de l'immigration, de la désinsertion sociale, de la pauvreté, du chômage, des taudis. Des mesures effectives dans tous ces registres sont certainement indispensables du point de vue matériel et elles apparaissent de nature à contribuer grandement, aussi, à un affaiblissement de la demande de toxiques.

Cependant il ne conviendrait pas de laisser pour autant dans l'ombre des difficultés plus générales qui concernent l'état affectif et moral des jeunes de toutes origines et de toutes implantations. Une action salutaire dans le registre social ne peut constituer un dérivatif ni un motif de déculpabilisation ou de démobilisation vis-à-vis de l'ensemble des facteurs de risques qui ne se trouvent pas uniquement liés à l'habitat, au quartier, à l'origine ethnique, etc.

Et puis il convient de rappeler que l'éducation préventive vise à individualiser, à responsabiliser, à faire progresser la personne et pas seulement à améliorer sa condition d'assisté.

La présence de toxicomanes parmi nous remet aussitôt

en question la crédibilité du mode de relation au monde qui guide les adultes; les jeunes sont vraiment désorientés et certains nous forcent à reconnaître par le biais de leurs comportements aberrants notre propre désorientation, l'égarement de nos pensées; cette désorientation, nous cherchons à la nier et nous voudrions en accuser les autres. Les pouvoirs publics constituent une cible facile de projection de nos errements affectifs et relationnels.

Alors il semble logique, dans ce jeu de cache-cache avec les responsabilités, d'espérer trouver un moyen efficace de déculpabilisation, en se reposant sur l'action des autres, autant que cela sera possible.

Il résulte de cette pression sur les décideurs des dérivations défensives sur les seuls aspects visibles du problème : le produit et ceux qui en dépendent déjà; d'où cette frénésie pour les solutions exclusivement répressives ou thérapeutiques. On chosifie du même coup, à partir de problèmes authentiques mais partiels, isolés et superficiels, une entité illusoire qui serait « la toxicomanie »; il nous paraît difficile de reconnaître que les pharmacodépendances ne représentent que *l'une* des issues possibles d'un désarroi affectif individuel ou collectif beaucoup plus ancien chez les sujets que les manifestations de dépendance; et beaucoup plus général aussi. C'est à ce niveau profond que doivent porter les efforts des pouvoirs publics.

Ceux qui voudraient s'interposer dans ce jeu ridicule mais qui n'est ni gratuit ni innocent, et proposer d'autres prises de conscience, d'autres possibilités d'actions, se voient dénoncés par l'opinion comme intellectuels ou rêveurs et par les pouvoirs publics comme utopistes, quand ils ne sont pas tout simplement catalogués dans le lot des adversaires politiques potentiels, quelle que soit la tendance en place d'ailleurs.

La plupart des risques encourus par la jeunesse sont assez faciles à mettre en évidence. Leur évolution semble tout à fait prévisible. Un large consensus des différents courants d'opinions pourrait être acquis si certaines dérobades prenaient fin. Un accord serait réalisable autour d'objectifs réalistes, donc à long terme, et avec le concours de gens compétents de toutes disciplines, dont la stabilité et l'indépendance des points de vue apporteraient une garantie de continuité des actions.

Il apparaît d'autre part indispensable de réévaluer et de repenser sans cesse les stratégies mises en œuvre, pour tenir compte des constantes modifications auxquelles sont soumis les principaux facteurs de risques.

Mais une opinion publique craintive et versatile, et des pouvoirs publics trop souvent à sa remorque, arriveront-ils à comprendre vraiment l'avantage et l'intérêt qu'il y aurait à ce que les choses en matière de toxicomanies soient comprises et gérées autrement?

Chapitre 6

L'information et ses déboires

On a prétendu bien souvent que la meilleure façon de prévenir les toxicomanies consistait à « informer » les jeunes, les parents, le public, les enseignants, etc.

Sous ce prétexte, on a vu se multiplier les entreprises à prétention informative les plus diverses et parfois les plus saugrenues.

Non seulement des techniques d'information peuvent friser le grotesque, mais surtout certaines de ces opérations sont loin d'être inoffensives.

Il n'est nullement déconseillé de répondre aux questions qui nous sont posées, mais nous devons nous attacher à toujours ramener l'interlocuteur au niveau le plus profond de ses préoccupations.

Une information féconde en matière de toxicomanies tient souvent davantage aux questions qu'il y a lieu de poser à celui qui exprime une demande, qu'aux réponses bien superficielles qu'on serait tenté de donner à des questions formulées de façon trop simpliste.

La croisade

Le proviseur d'un lycée du Sud-Ouest désirant organiser dans son lycée une réunion d'information sur les toxicomanies, s'adresse à la personne la plus connue dans la région pour animer ce genre de manifestation.

Cet homme fragile mais très actif, ayant besoin de beaucoup de réassurances narcissiques, s'était taillé une réputation de générosité par sa participation aux opérations de dramatisation des différents misérabilismes locaux; il était prêt à signer n'importe quelle pétition dès qu'il s'agissait de défendre un sujet, ou un groupuscule inconnu s'étant placé dans une situation impossible, ou plus simplement l'un de ces classiques provocateurs en lutte contre une autorité administrative ou judiciaire, substitut évident d'une autorité parentale n'ayant jamais pu se voir affrontée dans des conditions plus logiques.

Ce proviseur avait appris par son censeur que son collègue de la cité voisine avait déjà organisé deux réunions d'information sur les toxicomanies. Ne supportant pas l'idée qu'on pourrait l'accuser de conservatisme idéologique, il décide aussitôt d'engager à la fois les enseignants, les parents et les élèves dans une opération dite « d'information » sur le sujet brûlant déjà évoqué dans les lycées voisins. Aucun des élèves de son établissement n'était connu à cette époque pour avoir été en contact avec un produit toxique. Personne n'avait posé de questions sur la drogue. Peu importe : il fallait « agir »; cela éviterait sans doute de prendre la peine de penser.

On fait donc appel à la vedette locale du « show-toxicomanies » et celui-ci accepte aussitôt d'animer, à lui seul, sans autres intervenants plus nuancés ou simplement différents, un véritable meeting énonçant, sous le prétexte de les dénoncer, les effets extraordinaires de chaque produit chimique évoqué; il n'en oublie aucun, pas même le champignon mexicain, ni la racine d'un pissenlit particulier qui pousserait au Zimbabwe; il pense d'ailleurs y être bientôt envoyé en mission par le gouvernement.

Pendant l'exposé, sont projetés sur un écran des clichés consacrés à l'herboristerie caustique ou à des poudres diverses et les rires, discrets d'abord, commencent à émailler l'apparition dans le noir d'une petite lueur rougeâtre émanant de la cigarette sur laquelle ne cesse de tirer le conférencier pendant les projections. Ces rires tendent au chahut, du côté des jeunes, lorsque apparaît, toujours dans le noir, la flamme d'un briquet, car pour notre Bayard antidrogue, et cependant tabagique, une cigarette en voie d'extinction nécessite la mise en combustion immédiate de la suivante.

Le débat qui suivit la conférence demeura à la fois superficiel et houleux. Une tension se manifestait entre certains parents reprochant aux enseignants le manque de discipline qui se serait fait sentir dans l'établissement au cours des deux dernières années, d'où le danger de circulation de la drogue, cependant que plusieurs enseignants accusaient les parents de ne pas assez s'occuper du travail ou des loisirs de leurs enfants, d'où pouvait découler, en réaction, l'attrait de ceux-ci pour la drogue.

Les élèves sont demeurés à peu près muets pendant cet affrontement ponctué cependant par des mouvements ou exclamations divers de leur part, comme s'ils assistaient au match aller du derby régional Agen-Carcassonne.

L'événement marquant survint dans les coulisses de ce débat, comme après un match agité. En effet, dans ce lycée habituellement très calme, on assista, au cours de la semaine suivante, à des actes de violence et à de nombreuses déprédations. Les bagarres et les exactions se succédèrent : l'infirmière eut à poser quelques pansements et le factotum de l'établissement ne put suffire pour réparer les portes de WC enfoncées, les robinets de douche cassés, etc. On dut faire appel à un plombier et à un menuisier en ville.

Les effets fâcheux d'une information inopportune sont bien connus. Des méfaits de cette sorte ont été repérés depuis longtemps, en France comme à l'étranger. Une information peut s'avérer inopportune si elle est mal présentée; elle apparaît comme dangereuse si elle ne correspond pas à une véritable demande, à un réel besoin de mettre en ordre des connaissances.

Les demandes

Le Centre national de documentation sur les toxicomanies et les équipes qui s'y trouvent associées ne refusent jamais d'apporter leur concours à une soirée ou à une rencontre d'information quand cette initiative apparaît comme vraiment nécessaire. Mais nous n'intervenons pas sur une simple demande, quelle que soit la personne ou l'institution qui nous sollicite. Nous nous attachons préalablement à connaître les motifs de la demande, s'il existe un désir d'information réellement formulé par le public auquel il s'agit de s'adresser, et si un besoin de connaissances dans un cadre précis (et pour quelle raison) s'est fait sentir. Après quoi, si nous intervenons, nous savons dans quel sens nous orienterons les questions qu'il sera utile de poser aux uns ou aux autres; nous ne nous contenterons pas de formuler des conseils ou des interdits.

La plupart des personnes ou des groupes qui nous interrogent connaissent déjà assez bien l'arsenal des produits chimiques disponibles localement. Ce n'est pas ce qui les intéresse et ceux qui se disent préoccupés par les aspects biochimiques des drogues cachent (derrière ce souci de se faire répéter des banalités qui traînent partout et qu'ils connaissent fort bien) la crainte de voir soulever d'autres problèmes beaucoup plus inquiétants pour eux; le désarroi assez général des aînés s'ajoute au désarroi assez général des jeunes; ces deux ordres de désarroi apparaissent comme tout à fait corrélatifs et nécessitent qu'on se penche davantage sur les causes d'un état de fait effectivement fâcheux que sur ses seules résonances symptomatiques.

Nous avons reçu, il y a quelques années, un appel assez naïf, et très sincère comme toujours dans ces circonstances, provenant d'une inspection académique du centre de la France. On nous annonçait qu'était passé dans les lycées de cette région un commissaire de police assez connu pour l'importance qu'il accordait aux poudres diverses. Ce commissaire se promenait de ville en ville avec une petite valise remplie de multiples flacons qu'il montrait et faisait respirer à ses auditoires. « Voici une action très salutaire », nous dit au téléphone la représentante de l'inspecteur d'académie. « Maintenant que nous savons détecter un produit toxique, venez nous apprendre, vous-mêmes, comment repérer un drogué, dans son allure, son comportement, etc. »

Nous étions somme toute invités à proposer un portrait-robot du toxicomane; de manière sans doute à isoler et à rejeter au loin, hors de la communauté des gens « sains », ceux qui, dans une classe, inquiètent en raison de leur allure peu conformiste. Nous avons décliné bien sûr cette offre, en exposant dans un courrier posté dès le lendemain pourquoi nous considérions cette forme « d'information » comme fort dangereuse et en formulant d'autres propositions plus pertinentes de dialogue.

Nous avons attendu un an, et sans qu'il se passe localement de drame, avant que les esprits évoluent et nous permettent d'intervenir dans le cadre de cette inspection académique, avec beaucoup d'intérêt d'ailleurs; et les relations se sont révélées très positives par la suite.

Des opérations fort intempestives en matière dite « d'information » se poursuivent encore, même à d'assez hauts niveaux. Nous recevions un matin, par exemple, une lettre adressée au CNDT par une assistante sociale chargée des opérations d'information, auprès d'une Direction régionale des Affaires sanitaires et sociales de l'Ouest. Cette personne nous communiquait le préprogramme de « trois journées d'information sur la drogue », programme qu'elle avait établi seule et qui entendait aborder l'ensemble des produits illicites sous tous leurs aspects. Elle nous demandait quels sujets, parmi ceux qui se verraient évoqués au cours de ces trois demi-journées, il nous serait possible de prendre en charge. Les thèmes portaient sur les produits eux-mêmes, leur utilisation, le trafic, la répression et les soins. Les problèmes humains, affectifs, éducatifs et sociaux se voyaient totalement laissés de côté.

Pour ne pas perdre de temps, je prenais contact aussitôt

par téléphone avec l'organisatrice de cette session et je lui faisais part de mon émoi devant l'orientation trop sélective, donc dangereuse, de son entreprise. Comme j'avais l'audace de lui demander sur quelles bases de compétences elle avait conçu un programme aussi restrictif malgré son volume, elle me répondit vertement qu'elle était chargée de « l'information » tous azimuts dans sa DRASS; alors il lui revenait, et à elle seule, « d'informer » comme elle l'entendait; elle bénéficiait de tous mandats, pour cela, de la part de son directeur.

L'intervention des services compétents du ministère de la Santé a été nécessaire pour ramener cette croisée de l'information à la raison.

Si nous avions laissé se développer une opération aussi restrictive dans les thèmes évoqués et qui allait attirer une foule de gens inavertis, en provenance de tous les départements de la région en question, nous aurions été complices de la fixation de l'intérêt de ces personnes, aux fonctions de décision souvent importantes, sur les seuls facteurs apparents et secondaires en jeu à propos des toxicomanies. Aucune mention n'aurait été faite des aspects profonds, humains, éducatifs, affectifs et relationnels qui font le lit de la pharmacodépendance, comme de tant d'autres désordres affectifs tout aussi graves du point de vue d'une politique de la santé.

Il y a lieu de reconnaître que la tâche des directeurs régionaux des Affaires sanitaires et sociales est ingrate, puisque leurs fonctions ont été longtemps limitées à des opérations de transmissions. Au cours d'une longue collaboration au contraire, dans le secteur de l'information, avec des directeurs départementaux, qui opèrent beaucoup plus près des terrains et des réalités, j'ai été amené à rencontrer une ouverture bien utile sur les aspects les plus profonds des problèmes posés, une grande prudence dans les initiatives alliée au courage et au souci d'efficience de ces initiatives.

Les objectifs

Une information trop restrictive et trop sélective, ou mal centrée sur les besoins ou les angoisses du groupe qui attend trop passivement cette information, ne peut faciliter la compréhension, donc la prévention, des fléaux que nous entendons combattre. Elle laisse dans l'ombre les problèmes fondamentaux et rassure à trop bon compte un auditoire qui malheureusement ne demande souvent rien de plus.

Je me souviens d'une journée d'information sur les toxicomanies que j'avais animée avec deux collègues auprès d'un centre de formation des CRS dans la région parisienne. Au cours de mon intervention, en fin de matinée, je lançai, content de moi, un slogan devenu fréquent dans mes propos publics : « Drogue et alcool, même tabac. » Ma formulation n'avait rien de génial sans doute, mais mon intention, une fois de plus, était de ne pas laisser dissocier les problèmes de base communs à toutes les dépendances, même le tabagisme, et surtout l'alcoolisme. Or à ce moment de mon discours j'ai reçu un violent coup de coude à la hauteur des côtes, de la part du colonel assis à côté de moi sur l'estrade, avec ce commentaire : « Attention, Monsieur le professeur, vous êtes ici pour nous parler de la drogue, pas de l'alcool; l'alcool c'est autre chose. » La façon dont était arrosé le repas qui suivit m'a expliqué, mieux qu'un long discours, pourquoi il ne convenait pas de parler d'alcool dans un milieu aux préoccupations cependant très louables de notre point de vue, puisqu'il s'agissait de préparer l'encadrement, par des CRS en civil, de centres d'animations destinés aux jeunes pendant les prochaines grandes vacances.

Comment des adultes d'évidente bonne volonté pourraient-ils recevoir une information suffisante en vue du rôle tout à fait utile qu'on leur propose, avec raison, de remplir auprès de jeunes dont ils sont très proches encore de par leur âge, si leur information sur les difficultés menaçant ces jeunes se voit présentée comme découpée en tranches séparées et isolées? D'un côté on rangerait les difficultés qui seraient jugées « importantes », cependant que seraient négligées d'autres difficultés estimées seulement accessoires; comme si les facteurs de risques assez précis que mettent en évidence les enquêtes épidémiologiques n'apparaissaient pas comme communs aux différentes formes de comportements plus ou moins aberrants pouvant survenir après une adolescence et particulièrement difficiles à dépasser; qu'il s'agisse de drogue, d'alcool, de tabac, de violence, de délinquance, etc.

A la fin d'une « soirée d'information » destinée à un groupe d'enseignants qui avaient sollicité une intervention de ma part en raison de la découverte d'usage de haschich dans leur établissement, je me suis trouvé interpellé dans les couloirs conduisant à la sortie par un surveillant général qui avait tenu à assister à cette réunion. Cet homme inquiet désirait bien faire et me demandait de l'aider. Il souhaitait que je vienne dans son lycée procéder à une séance d'information sur la drogue auprès des jeunes car, me disait-il, certains professeurs avaient repéré un groupe de cinq ou six élèves qui les inquiétaient beaucoup; le seul problème posé était : « Sont-ils toxicomanes ou non? » Il fallait donc aider les enseignants à répondre à cette seule question. Or il m'était impossible de traiter dans un couloir d'une inquiétude, légitime en soi, mais très mal située quant à son point de départ.

Je prenais donc le temps nécessaire pour discuter valablement avec cet homme intelligent mais quelque peu pris au dépourvu devant une situation assez inhabituelle pour lui. Je l'invitais à entrer dans un bureau voisin et je lui demandais d'envisager l'hypothèse selon laquelle, ayant vu les choses de près dans son lycée, j'en viendrais à conclure qu'il ne s'agissait nullement de toxicomanie. Je lui demandais si la certitude d'une telle constatation serait de nature à le rassurer et à le démobiliser pour autant dans son légitime souci d'aider des adolescents qui, s'ils n'étaient pas toxicomanes, présentaient certainement des facteurs de risques pouvant les conduire dans différentes directions malencontreuses. Nous avons pu poursuivre cette conversation tard dans la nuit, car d'autres enseignants intéressés s'étaient joints à nous et on m'a invité par la suite, ainsi que mes collègues du CNDT, à plusieurs rencontres qui n'avaient plus pour seul motif « la drogue »; mes interlocuteurs entendaient discuter des vrais problèmes, généraux et profonds, qui inquiètent les jeunes tout autant que leurs partenaires naturels, c'est-à-dire les parents et les enseignants.

Les compétences

Il en est de l'information en matière de toxicomanies comme de l'information en matière de sexualité. Il ne suffit pas de présenter objectivement des faits exacts, désinsérés de leurs contextes humains et de leur vivante subjectivité, pour réaliser une information heureuse et positive.

L'OMS recommandait de ne pas laisser l'information en matière de toxicomanies en des mains inexpertes. Cette position peut paraître logique; mais les choix à faire ne semblent pas clairs pour autant. En effet le danger existe, nous l'avons vu, de limiter l'information à des thèmes confinés autour de la toxicomanie; une information confiée aux seuls spécialistes, par exemple, des soins donnés aux toxicomanes, ou de la répression du trafic, ne garantit nullement pour autant une ouverture suffisante du discours et du dialogue en direction de l'ensemble des problèmes concernés et plus spécialement des problèmes affectifs et relationnels dont la toxicomanie représente le résultat et le symptôme. Il convient donc de s'adresser à des animateurs qui connaissent bien les toxicomanes mais qui, en plus, sont à même d'inciter à un dialogue plus large, sans tomber dans la banalité, ni éveiller des susceptibilités narcissiques ou des culpabilités insupportables.

D'où l'intérêt à confier les missions d'information, quand elles s'avèrent utiles, là où elles se voient sollicitées avec pertinence, à des équipes préparées, composées de personnes ayant l'expérience de terrains différents (dont la toxicomanie), et de statuts distincts.

Une illusion, longtemps entretenue ouvertement et demeurant sans aucun doute encore présente actuellement derrière une plus grande discrétion de façade, se retrouve dans le désir de tant d'adultes d'attendre de l'informateur qu'il « fasse peur » aux jeunes. Ce serait là, croit-on, un moyen efficace de tarir assez tôt chez les jeunes toute envie de toucher à la drogue.

On sait, de plus, que le fameux « faites-leur peur » sous-entend qu'on pourrait utilement brandir, dans un but préventif, les aspects purement physiques des conséquences de la drogue sur un individu. On rejoindrait ainsi cette façon autrefois courante d'effrayer les jeunes recrues à leur arrivée à l'armée; on chargeait alors le médecin militaire de leur unité de leur « faire peur » de l'alcoolisme ou des maladies vénériennes en leur montrant les dessins (très exagérés, cela s'entend, et hauts en couleurs) du foie d'un alcoolique ou du cerveau supposé d'un syphilitique.

Ce genre de plaisanterie ne peut qu'augmenter l'angoisse des timides ou des inhibés qui de toute façon ne courent pas de grands risques, sans avoir de prise possible sur les sujets à hauts risques qui connaissent déjà parfaitement les dangers qui les menacent, et y ajoutent le plaisir de la transgression d'un interdit; ils jouent ensuite avec la chance, la chance de perdre et la chance aussi de passer à côté du péril, comme s'il s'agissait de jouer à la « roulette russe », comme certains auteurs, A. Charles-Nicolas en particulier, l'ont bien montré.

L'étude du fondement auto-agressif, autopunitif et auto-accusateur, sur lequel une attitude autodestructive se développe peu à peu, nécessite un tout autre mode d'action préventive, et en particulier informative, que le recours à la peur. Il est important de ramener des sujets, tellement déçus et révoltés, à des préoccupations plus positives que celles dont ils disposent naturellement; mais il est tout à fait vain de tenter de les effrayer en insistant sur les désastres qui les attendent s'ils choisissent l'auto-agressivité; leur information à ce propos est largement suffisante pour les attirer en ce sens alors que leur imaginaire positif apparaît comme complètement obscurci; c'est sur ce plan qu'il faudrait agir, à condition d'être à même de constituer une cible identificatoire attractive, non par séduction mais par pertinence de conviction et de fonctionnement.

Une contre-épreuve

Une contre-épreuve assez éloquente, je pense, mérite d'être signalée. La région de Vénétie et l'Institut de recherches européen sur les facteurs de risques dans l'enfance et l'adolescence (IREFREA) ont conjointement organisé en 1989 un congrès à Venise dont l'annonce par voie d'affiches, de communiqués, de tracts ou de plaquettes ne comportait aucune référence directe à la toxicomanie. Il s'agissait très officiellement d'un congrès européen s'intéressant aux conduites autodestructrices des jeunes intitulé « Choix de vie, choix de mort ». On avait prédit aux organisateurs une assistance très faible si l'étiquette « drogue » ne figurait pas quelque part dans les documents d'annonce de ce congrès. Les organisateurs n'ont pas cédé à cette facilité; et pour un congrès préparé en trois mois seulement, on a pu compter six cents participants, venus de toute l'Europe et engageant un dialogue extrêmement intéressant.

La preuve est donc faite que lorsqu'on veut engager une réflexion pour « comprendre les raisons profondes qui conduisent aux situations dramatiques que nous pouvons retrouver parmi les jeunes » (selon les termes du texte de présentation au congrès de Venise), on verra apparaître des partenaires décidés à sortir des sentiers battus.

Bien sûr, au cours de ce congrès, on a parlé aussi des toxicomanies mais pas seulement des toxicomanies; et des toxicomanies situées à leur place réelle, parmi d'autres symptômes contemporains.

Les façons de voir ont donc évolué au cours de ces

dernières années, même dans certains milieux gouvernementaux; il a été possible de le constater au cours de ce congrès.

La télévision a apporté sans réserve son concours aux débats; malheureusement la presse n'a sans doute pas suivi aussi vite la même voie.

Cette lente ouverture n'a donc pas encore permis de parvenir à un consensus assez global; mais on note une nette évolution des esprits un peu partout en Europe; cela ne s'est pas fait sans peine mais la fermeté paie, dans les propos et les recherches. L'information restera toujours un domaine délicat et sensible. C'est aussi, dans les domaines qui nous concernent, le révélateur du sens positif ou négatif du message que l'adulte entend adresser aux jeunes, en faisant pression sur les autres adultes, en particulier au niveau des pouvoirs publics, pour qu'ils transmettent le même message. Le phénomène « rumeur », comme nous l'avons déjà vu, menace à tout moment d'infiltrer l'information et d'en fausser les capacités véritables.

Chapitre 7

La répression et ses ambiguïtés

En matière de lutte contre les pharmacodépendances, on remarque que les efforts ont surtout porté à travers le temps et les lieux, d'une part sur la consommation et d'autre part sur le trafic des substances reconnues comme particulièrement toxiques. Ces deux formes de répression se présentent comme radicalement différentes.

La répression individuelle de l'utilisation de produits illicites s'intéresse directement aux toxicomanes, au mode de satisfaction de leur demande, mais sans modifier pour autant le sens de cette demande. La répression de l'usage des stupéfiants ne porte donc que sur la nature du symptôme; or il s'agit là d'un témoignage et d'un leurre à la fois, auxquels l'opinion, les soignants et les pouvoirs publics consacrent trop souvent la totalité de leurs actions. La « lutte contre la toxicomanie » correspond à un combat engagé contre un produit sans aucun doute très néfaste; mais les conditions dans lesquelles cette lutte est conduite ne semblent pas toujours très claires. Nul ne conteste l'utilité ni l'urgence même d'une action répressive; cependant, en précisant plus correctement les tenants et les aboutissants de cette action, sans la réduire ni dans son importance théorique sur les esprits ni dans son importance pratique sur la puissance de l'offre, on laisserait apparaître plus objectivement la carence de nos préoccupations véritablement préventives; on s'apercevrait ainsi que la prévention devrait aussi porter sur la nature de la demande de produits toxiques (quand celle-ci existe déjà clairement) et surtout, pour un beaucoup plus grand nombre encore de sujets, avant qu'une telle demande devienne trop exigeante et déborde sur le comportement.

Les limites de la répression

Une action vraiment préventive ne saurait concerner une entité somme toute très fantomatique, qu'on appellerait « la toxicomanie », comme pour exorciser les signes seulement des problèmes sous-jacents qui nous gênent, et déclarer avec grandiloquence, à la façon de Don Quichotte, la guerre à ces signes.

Quant à la répression du trafic, elle s'intéresse encore bien moins à la personnalité du sujet qui formule la demande; elle ne vise que le trafiquant. Or les conditions actuelles du trafic perturbent beaucoup nos façons de concevoir l'action répressive.

Les conditions de production, de transport et de négociation des grosses quantités de produits toxiques n'ont guère varié au cours de ces dernières décennies; si les aménagements techniques se sont certes perfectionnés, la nature des personnages qui se trouvent au sommet de l'échelle des trafiquants n'a pas beaucoup changé et le principe de la lutte contre le trafic, à ce haut niveau, demeure le même; cette lutte s'est vue, à juste titre, intensifiée et améliorée dans ses performances, grâce aux progrès réalisés par les spécialistes et par leurs techniques. Il y a tout intérêt à renforcer encore la répression du trafic sous toutes ses formes, tout en reconnaissant l'impossibilité d'aboutir à l'arrêt total de toute offre de produit toxique : le nombre de ces produits, anciens ou d'apparition récente, est sans limites.

Supposons toutefois qu'une répression merveilleuse et magique parvienne à faire cesser tout trafic de produits toxiques, à éliminer toute offre de tels produits. Si nous n'avions entrepris, dans le même temps, aucune action de nature à modifier les *motifs de la demande,* en particulier chez les jeunes qui se droguaient jusque-là, et chez ceux aussi qui auraient des raisons éventuelles de se droguer, que se passerait-il alors?

Nous assisterions, bien sûr dans une telle hypothèse, à la disparition des symptômes qui, sous la forme d'une pharmacodépendance, expriment des souffrances plus intimes. Mais quel serait le destin nouveau de telles souffrances? Leurs motifs profonds ne se verraient pas abolis pour autant; il leur faudrait donc se manifester autrement. Or nous avons vu que la dépendance d'un toxique a le même sens sous-jacent que le sens que nous reconnaissons être celui de bien d'autres aberrations personnelles ou sociales, telles que l'alcoolisme, le tabagisme, l'agressivité du comportement, la délinquance, ou les conduites suicidaires.

Dans nos groupes de recherche sur les désordres de la vie affective des jeunes à notre époque, nous estimons que les pharmacodépendances représentent en fin de compte un jeu avec la vie et avec la mort; une sorte de « roulette russe ». Nous sommes donc portés à croire que, si un jour la répression du trafic se trouvait efficace à 100 %, sans disposer parallèlement de moyens d'agir sur les motifs de la demande antérieure, nous verrions aussitôt les autres formes d'aberrations parallèles augmenter en nombre; mais nous pensons surtout que nous assisterions à une ascension spectaculaire de la courbe correspondant aux suicides constatés chez les jeunes.

Cet essai de raisonnement par l'absurde ne saurait en aucun cas justifier un ralentissement de l'effort de répression du trafic des produits toxiques aux différents niveaux de l'extraction ou de la diffusion, en particulier aux échelons les plus déterminants sur le registre international.

Mais ce dernier niveau de trafic, dont les conséquences en fin de course sont de toute évidence capitales sur la consommation, demeure-t-il vraiment dans le cadre du « fantôme-toxicomanie »?

En quoi telle commission nationale interministérielle centrée sur des aspects déjà assez illusoires du « fantôme-toxicomanie » a-t-elle une compétence quelconque pour prétendre coordonner, aussi, l'essentiel des actions répressives?

La responsabilité de la répression du trafic de haut niveau a tout intérêt à dépendre d'instances internationales mieux adaptées à la diversité des facettes présentées par un problème qui se trouve lui-même ne constituer qu'une des facettes d'un ensemble de pratiques illégales très variées. La répression du trafic des stupéfiants ou des substances qui y sont assimilées, ne se limite pas au cadre de ce qu'on appelle « la toxicomanie ». Une telle répression ne diffère nullement, dans ses principes comme dans ses techniques, de la répression d'autres trafics illégaux, tels les trafics de métaux précieux, de devises, d'explosifs ou, surtout, du trafic des armes.

Les « gros bonnets »

Dans les dramatiques non-dits qui entourent les discours tenus un peu partout sur la toxicomanie, on se garde bien d'évoquer une réalité pourtant connue : les fameux « gros bonnets », dont on dénonce verbalement les méfaits car ils introduisent dans nos nations supposées innocentes des quantités considérables de drogues, se trouvent être identifiés par tous les services de renseignements du monde, comme ayant partie liée avec les offices par lesquels les gouvernements des nations industrialisées sont obligés de passer pour assurer l'exportation des armes fabriquées par leurs arsenaux et expédiées clandestinement vers des belligérants potentiels par les mêmes voies que celles qui en sens inverse nous ont amené la drogue.

Nous comprenons ainsi les pressions qui peuvent être exercées par certains gouvernements sur les instances chargées de la répression à un haut niveau. Nous comprenons mieux également pourquoi les discours politiques les plus enflammés à l'encontre du fantôme-toxicomanie ne citent aucun des noms des « gros bonnets » anonymement dénoncés mais dont les identités figurent clairement dans les dossiers de certains ministères. On sait de quelles protections politiques bénéficient de tels intermédiaires dans les paradis monétaires où ils vivent en grands seigneurs, et parfois même en jouant aux mécènes.

On comprend pourquoi l'essentiel des « affaires traitées », des « prises » ou des « arrestations », se voit centré de façon défensive et compensatoire sur des trafics plus minimes ou des trafiquants opérant en fin de course. On y mêle aussi parfois des usagers, bien que la loi, dans de nombreuses nations, ne considère pas l'utilisateur comme étant d'emblée un délinquant.

Drogue et politique?

J'ai eu l'occasion de rencontrer lors d'un de ses déplacements en Europe un ministre colombien très engagé dans la répression du trafic. Cet homme courageux était loin de limiter l'action répressive qui était conduite en Colombie au seul problème de la toxicomanie. Il s'agissait avant tout pour lui d'une opération de très grande envergure visant à un assainissement économique et politique de toute une partie très sensible du continent américain.

Il n'était pas simplement question de « lutter contre la drogue », selon une expression devenue classique et qui ne veut rien dire, mais d'une reprise en mains, par des responsables politiques régulièrement élus, de l'ensemble des pouvoirs qui reviennent aux représentants de la nation dans un État de droit. La véritable opération militaire, aidée par les États-Unis, visait à écraser la toute-puissance à laquelle étaient parvenus des groupes financiers qui constituaient un État dans les États de la région, et menaçaient de s'étendre à une bonne partie du continent américain.

Ce n'était pas un « coup de poing sur la drogue », mais un premier essai de détruire le mythe d'invulnérabilité qui se voit entretenu autour de toutes les mafias du monde, quand elles entendent s'affronter aux gouvernements légitimes. La drogue ne représente qu'un des enjeux de ce combat, non le seul, et une des sources importantes de revenus des bandes de gangsters très bien organisés, mais non la seule.

C'est pourquoi le Président des États-Unis n'a, par exemple, jamais déclaré la guerre à l'héroïne, malgré les ravages qu'elle fait dans la jeunesse de son pays : il n'a parlé que de cocaïne car l'enjeu était avant tout politique, les producteurs de cocaïne tenant l'économie de l'Amérique latine. Nous pouvons louer cette initiative du point de vue de la morale politique internationale, mais il apparaîtrait trop simpliste de ne voir ici qu'un désir de restreindre la consommation de stupéfiants.

Le ministre colombien m'a d'ailleurs très clairement montré la gravité de la crise financière et sociale ouverte dans son pays du fait du remplacement des plantations de coca par d'autres cultures dont les bénéfices se présentent comme dix à vingt fois inférieurs, pour les agriculteurs locaux, à ceux tirés de la culture précédente.

Ce n'est pas simplement en se déclarant « en guerre contre la drogue » ni en multipliant les crédits ou les organismes spécialisés qu'on fera avancer la solution d'un ensemble de problèmes qui ne se réduisent déjà pas au symptôme toxicomaniaque et ne sauraient, à plus forte raison, être réduits à l'action d'un seul produit.

Si les conditions du trafic international n'ont guère varié, le trafic local, en bas de l'échelle, s'est au contraire beaucoup modifié depuis les années 60. Pour se procurer par exemple quelques ampoules de morphine, le toxicomane devait autrefois être connu du dealer ou lui être présenté par un autre utilisateur apportant une garantie de discrétion suffisante. Il fallait alors solliciter, parfois avec insistance, un barman ou une dame-pipi toujours méfiants. La demande devait s'affirmer de façon très catégorique.

Les conditions actuelles sont tout à fait différentes et la répression du trafic devient beaucoup plus difficile. En effet, de nos jours, on ne prend plus la peine d'aller implorer le barman ou la dame-pipi. Le nombre de pharmacodépendants a considérablement augmenté; il ne s'agit plus comme autrefois de personnages aisés aux situations socioprofessionnelles confortables; nous avons affaire à des jeunes pour beaucoup sans métier, sans situation, sans argent.

Les vols ne peuvent suffire; les « quêtes » pratiquées sur la voie publique sous des formes diverses, non plus. Le toxicomane a donc recours à un moyen très simple d'obtenir son sachet de poudre sans avoir à manipuler des sommes d'argent dépassant ses moyens quotidiens : il doit seulement parvenir à placer deux doses auprès d'autres jeunes, pour pouvoir disposer, pour lui-même, d'une dose devenue ainsi gratuite.

De cette façon actuelle d'opérer au niveau du petit trafic, il découle deux dangers évidents. Le premier danger qui saute aux yeux est celui de l'extension rapide du trafic puisque tout toxicomane fait obligatoirement pression sur deux autres camarades, encore non toxicomanes ou assez peu dépendants, pour les conduire à la dépendance. Ces toxicomanes deviennent prosélytes et contribuent à l'extension active de la dépendance, ce qui ne se produisait pas autrefois avec le barman ou la dame-pipi; de plus, ce système dit « de fourmi » rend la répression plus difficile car le micro-dealer est moins aisé à repérer que les pourvoyeurs traditionnels manipulant de plus importantes quantités et sollicités chacun par un plus grand nombre d'utilisateurs.

Le second inconvénient de l'état actuel du petit trafic découle du fait que le petit dealer est en même temps lui-même un pharmacodépendant. Or de ce fait, d'une part le sujet se croit protégé par une loi qui ne réprime pas directement l'usage de toxiques, et d'autre part la quasi-totalité des toxicomanes deviennent tôt ou tard des micro-dealers et sont poursuivis comme tels.

D'où un imbroglio policier et juridique dont les plus habiles cherchent à se tirer avec l'aide de leur avocat, ou de leurs familles et des notables plus ou moins proches de ces familles.

Utilisateurs et trafiquants

Je me trouvais, en fin de matinée, occupé à rassembler mes notes avant de me diriger vers l'amphithéâtre où m'attendait mon flot habituel d'étudiants, quand la secrétaire m'annonça que « deux dames demandaient à me parler ». Elles n'avaient pas pris de rendez-vous mais voulaient me rencontrer de toute urgence. Je sortais avec mes notes et mon rouleau de fils sous le bras et je rencontrais sur le palier une femme d'allure méditerranéenne vêtue de noir, pouvant avoir entre 40 et 60 ans, suivie d'une autre femme, plus jeune, très fardée et tout de clair vêtue (ou dévêtue, comme on voudra). La plus âgée m'interpelle et me dit qu'elle veut absolument me voir car on l'a assurée que, seul, je pouvais résoudre son problème. Quel problème? Son plus jeune fils venait d'être arrêté parce qu'il aurait été surpris en train de se droguer.

Ne pouvant traiter d'un tel problème dans un couloir, je demandais à ces personnes de revenir à un moment plus propice dans la soirée ou le lendemain matin et de s'entendre pour cela avec la secrétaire. « C'est impossible », dit la nymphette. « Notre avocat nous a demandé d'aller très vite dans nos démarches pour obtenir la mise en liberté de mon frère. »

Je propose à ces personnes d'attendre la fin de mon cours. « Ça va faire tard », remarque la plus âgée. « Mais non, réplique la plus jeune, le plus tôt sera le mieux; nous vous attendrons. » Comme je les regarde toutes deux pour être certain que nous sommes bien d'accord, la seconde ajoute tout de même : « Merci. »

A mon retour à midi et demi, je retrouve ces deux femmes assises dans le hall d'attente devant des sandwiches et du café; le besoin de consommation avait été le plus fort.

Je faisais entrer ces deux affamées dans mon bureau et je les écoutais tout d'abord. Un flot de paroles, constituant un duo souvent discordant, et parfois émaillé de nets désaccords, m'apprenait que ce pauvre Rémi, 19 ans, un garçon « si-gentil-mais-un-peu-faible », le dernier des six enfants de la famille, avait été dénoncé par un camarade du centre de formation où il était en stage comme fumant du haschich. Les agents sont donc arrivés au centre hier matin, ont interrogé le directeur et les différents stagiaires, enfin ils ont conduit le « coupable » au commissariat puis au dépôt; Rémi doit comparaître sous peu devant un juge qui décidera de son sort. Un avocat que connaissait la famille lui a rendu visite et sollicite un certificat assurant que Rémi peut être aussitôt pris en charge, pour appuyer sa requête de mise en liberté.

Mes questions demeurent pour la plupart sans réponses derrière l'écran de fumée réalisé par un déluge oratoire. J'apprends seulement que la famille, d'origine autrefois landaise, a été rapatriée d'Algérie et a racheté un café très animé aux heures du « casse-croûte » ou du PMU. Le père est hospitalisé assez régulièrement pour une polynévrite éthylique; le frère aîné tient le comptoir, la mère règne à la cuisine et la fille ici présente s'occupe de la salle et des clients. Des deux autres frères et des deux autres sœurs, je ne parviens pas à savoir grand-chose; ils ont quitté la famille.

Ne pouvant me faire une idée assez exacte ni de la situation réelle dans laquelle se trouve Rémi, ni de ce que je pourrais moi-même proposer, je demande l'autorisation de téléphoner à l'avocat qui s'occupe de cette affaire. Mes interlocutrices acceptent et je leur demande de me rappeler moi-même dans la soirée.

Je parviens, après bien des difficultés, à toucher l'avocat et celui-ci m'apprend que Rémi est effectivement en état d'arrestation et sera présenté à l'instruction, mais pour un délit de trafic et non pas pour un simple usage, contrairement à ce que m'avaient affirmé sa mère et sa sœur. Il a d'ailleurs été déjà l'objet de plusieurs arrestations dans le passé, dont deux fois alors qu'il était encore mineur, pour différents larcins; une récente affaire de vol de voiture avec accident constitue un délit plus sérieux. Les autres enfants ont connu également des démêlés, plus ou moins graves, avec la police et le parquet. Le père est un ancien repris de justice.

Comme il s'agit cette fois d'une petite quantité de haschich saisie dans le placard de Rémi, à son centre de formation, l'avocat estime qu'il sera en mesure d'obtenir la mise en liberté, et peut-être le classement ultérieur de cette affaire, s'il peut présenter son client comme un drogué décidé à se traiter et pouvant bénéficier ainsi des facilités offertes par la loi de 1970. L'avocat a donc besoin d'un certificat médical allant en ce sens et ce serait encore mieux si un universitaire connu rédigeait ce certificat; c'est pour cela qu'il m'a adressé les deux femmes.

Je décline cette incitation à produire une pièce inexacte. Je me contente de conseiller à l'avocat de cette famille un peu particulière de s'adresser plutôt à l'un des médecins, très experts en matière de toxicomanies, qui assurent les soins aux détenus, et ont l'expérience des conseils les plus opportuns à donner.

La loi dite du 31 décembre 1970 a été votée en réalité au retour des fêtes dans les premiers jours de 1971, la pendule de l'Assemblée étant légalement « arrêtée », et à l'unanimité de la dizaine de députés présents, en cette période de surcharge hépatobiliaire. Une loi votée ainsi à l'unanimité, à la sauvette, et sans débats terminaux, ne peut être une bonne loi, de l'avis des juristes.

La loi de 1970 apparaît en effet comme difficilement applicable dans beaucoup de ses articles. Elle place en effet le monde médical en position de « bras séculier » de la Justice. Le narcissisme des soignants ne s'en accommode guère. La loi de 1970 se voit d'ailleurs diversement interprétée et très diversement utilisée ici ou là. Mais cette loi très ambiguë autorise en revanche une certaine souplesse dans les mesures judiciaires qui pourront être décidées.

La loi du père

Dans le cas de Rémi, il ne serait certainement pas heureux de laisser séjourner en prison un petit délinquant, qui gagnerait en milieu carcéral une plus grande envergure, un perfectionnement technique dans la criminalité, sous des influences plus nocives que les seules inductions qu'il avait jusque-là reçues d'un milieu familial douteux, mais assez peu audacieux.

Mais relaxer Rémi aussitôt, sans poursuites, sans autre forme de procès pourrait-on dire, constituerait certainement une erreur aussi grave; que l'on veuille faire preuve de « libéralité », ou bien qu'on invoque une surcharge des prisons ou des dossiers, ou bien qu'il s'agisse tout simplement d'une relative paresse du juge, toutes ces raisons ne peuvent justifier la dérobade, sans avantage pour Rémi, que représenterait la non-énonciation, pour une fois, de la « loi du père » qui a jusqu'ici fait cruellement défaut à un sujet qui multiplie les exactions, à la recherche de limites introuvables, tant qu'on n'aura pas eu le courage de les lui fixer un jour de façon ferme, claire et nullement sadique.

La répression du petit trafiquant demeurera toujours chose délicate. La mesure, la nuance, l'affirmation des droits civiques dans un État de droit doivent protéger un post-adolescent fragile; mais il est indispensable de le ramener au respect de la règle du jeu en démocratie, commune à tous les frères et formulée par les pères, au profit et au nom de tous.

Étant donné l'évolution des institutions internationales, il est certain qu'à l'avenir la répression en matière de substances toxiques comme celle de beaucoup d'autres formes de trafic, ne pourra être confiée qu'à des organismes communautaires et internationaux.

Pour ce qui concerne les problèmes de gros trafic, la plupart des nations sont tombées d'accord sur les principes à appliquer en matière de répression. Mais les avis, les habitudes, les idéologies mêmes divergent plus ou moins quand il s'agit de réprimer le petit trafic de drogues, et parfois même la consommation. Dans ce domaine, où le droit des individus se voit plus directement concerné, les attitudes nationales imposent sans doute, pendant quelque temps encore, des façons de parler différentes rendant complexe la tâche des juristes internationaux.

Il serait certainement utile que les spécialistes du droit international acceptent de se faire aider, et peut-être éclairer, par les apports de ceux qui ont une certaine expérience des façons de gérer l'économie relationnelle et affective dans les différentes formes de sociocultures qui sont tout de même contraintes de définir de concert et d'appliquer ensuite la « loi du père ». Cette loi ne reconnaît, comme but final, que le bien de tous, y compris sur le registre des illusions.

Chapitre 8

Les soins et leur expansion

Dès que la rumeur-drogue parvient à soulever ici ou là un émoi difficile à contenir, les pouvoirs publics sont aussitôt enclins à jeter, une fois de plus, deux sacs de lest supplémentaires pour finalement ne gagner qu'un peu de temps : le premier contient des écus consacrés à la répression, le second renferme une somme encore plus considérable de pièces de monnaie destinées à « intensifier les soins aux toxicomanes ».

Comme si l'augmentation des moyens d'accueil ou de soins avait une action préventive quelconque sur l'arrivée de nouveaux toxicomanes dans la cité et comme si l'augmentation de ces mêmes moyens suffisait, en soi, pour être assuré que les toxicomanes seront correctement soignés.

L'excuse des soins

Les soins à donner aux toxicomanes représentent sans aucun doute une nécessité et constituent une entreprise fort sérieuse et combien délicate. Il est tout à fait logique de consacrer d'importants crédits à cette tâche, mais encore faudrait-il savoir ce qu'on a l'intention de soigner; savoir si on entend se contenter, pour calmer l'inquiétude (et aussi l'agressivité) de l'opinion publique, de courir après le symptôme, ou bien si l'on est décidé, en plus, à s'attaquer aux problèmes sous-jacents, en respectant l'originalité de chaque toxicomane, en se préoccupant de sa personnalité, de ses carences propres, beaucoup plus que du produit par lequel il passe pour à la fois exprimer et dénier sa véritable souffrance; en s'attachant à rechercher le sens des signes, au lieu de s'en tenir à leur détection.

Les meilleurs spécialistes des soins ou de l'accueil se sont heureusement employés, depuis longtemps déjà, à éclaircir et à préciser les limites d'une action qui ne peut être conduite n'importe comment, ni par n'importe qui.

Le discours portant sur les soins aux sujets déjà atteints (avec les promesses conjointes d'une répression enfin efficace... demain) a pratiquement monopolisé l'ensemble des intérêts et des énergies. Nous aurions pourtant avantage à explorer les différentes facettes d'un problème qui n'est pas réductible au seul trafic de la drogue et au sevrage des pharmacodépendants. L'augmentation purement quantitative des opérations de soins ne garantit pas automatiquement une amélioration qualitative des thérapeutiques ni surtout une diminution globale de la masse des drogués.

Il est patent d'autre part que nombre de sujets simplement usagers ou faiblement dépendants ne relèvent pas essentiellement d'interventions du modèle « médical » (même si ce ne sont pas toujours des médecins qui « soignent »). Il convient aussi de reconnaître que notre attention devrait se porter de façon beaucoup plus substantielle, et même, il faut le redire, prioritaire, sur les problèmes de prévention, c'est-à-dire en direction des jeunes à risques, en direction de ceux qui n'ont pas encore trouvé le moyen de protester contre l'injustice de leurs souffrances par le biais de la toxicomanie.

On peut dire qu'en France, comme en beaucoup d'autres pays, en matière de politique de prévention, on ne fait sûrement pas ce qu'il faut alors qu'en matière de politique de soins, on fait parfois ce qu'il ne faudrait pas faire.

La politique des soins aux toxicomanes se présente comme une sorte de monopole d'État, puisque, contrairement à ce qui se passe dans d'autres secteurs de soins, il n'existe pratiquement aucun contrepoids régulatif et contestataire venant d'un secteur privé demeuré vraiment indépendant. Mises à part quelques grosses entreprises pour lesquelles les crédits d'État ne semblent pas exercer une pression vraiment déterminante, la quasi-totalité des institutions de statut privé ne peut survivre qu'en fonction des subventions obtenues. On se sent donc contraint de s'aligner sur une politique ministérielle des soins dont on ne parvient pas toujours à cerner les contours, tant elle demeure fluctuante et craintive sous la pression des « décideurs ». Or ceux-ci se contentent, surtout sur un problème considéré à l'intérieur des sphères gouvernementales comme mineur, d'agir sans le souci d'une réflexion préalable qui demanderait trop de temps aux parlementaires et dérangerait des partenaires politiques dont il ne faut surtout pas s'attirer l'hostilité.

Alors qu'en matière monétaire on a su renoncer à la tentation de l'inflation, dans le domaine des toxicomanies, on continue, devant toute interrogation trop angoissée ou trop coléreuse du public, à répondre seulement par l'inflation des soins et de la répression.

Il n'est donc pas étonnant de rencontrer tant d'impasses et de voir se renouveler les échecs, malgré l'importance des crédits globalement engagés, et de voir apparaître ici ou là des aberrations qui ne sont gratuites ni pour les finances publiques ni pour la représentation que l'opinion publique se fait des véritables problèmes posés.

Les institutions de soins sérieuses existent, et peut-être ne parle-t-on pas assez d'elles. Pour se disculper, sous le prétexte des crédits importants accordés aux soins, les pouvoirs publics se voient conduits à laisser se développer parfois des opérations inutiles alors qu'on aurait tant besoin d'encourager une meilleure réflexion et de nouvelles initiatives, en particulier dans le domaine des stratégies préventives.

Une expérience abusive

L'histoire du « centre d'accueil pour toxicomanes » lancé dans une petite ville de province peut servir d'illustration à la fois de l'inadéquation des buts, du détournement vers l'illusoire des bonnes volontés, et du gaspillage des énergies auxquels peut conduire une attitude idéologique et politique d'ensemble, mal conçue et mal affirmée.

Il s'agit d'une petite ville du Val de Loire, très calme dans son ensemble. Un centre de formation professionnelle consacré aux métiers du bâtiment attire régulièrement un contingent important d'éléments étrangers à la ville, et pour une bonne part aussi étrangers à l'hexagone. C'est cette raison qu'on évoque pour expliquer que les nuits soient devenues de plus en plus bruyantes, les bals de plus en plus agités et les larcins de moins en moins tolérables. Tout viendrait des « étrangers » et les jeunes du pays seraient contaminés à leur contact.

La rumeur-drogue se greffe de façon dérivative par rapport à la tension qui monte, en particulier au sein des associations de commerçants. On commence à parler de trafic, alimenté par les étrangers bien sûr. La gendarmerie locale ne prend pas les choses au sérieux ; un groupe de travailleurs sociaux va les prendre au tragique sous l'impulsion d'une assistante sociale, célibataire et bien connue pour son agressivité.

Il existe dans la ville un petit nombre de jeunes qui « fument » assez régulièrement et cinq ou six héroïnomanes connus, allant chercher leur produit au chef-lieu voisin. Ce sont, entre autres, les enfants du notaire, du garagiste ou du marchand de vins et quelques employés de la fabrique de meubles locale ; il n'y en a ni plus ni moins que dans les autres villes de même importance.

Le fait qu'un certain éclat ait été donné à la découverte d'une circulation de haschich au collège de la ville voisine a mis le feu aux poudres. Notre assistante sociale, flanquée de deux collègues ayant eux-mêmes de sérieuses difficultés avec leurs enfants, se présente chez le sénateur-maire, dont elle est par ailleurs un des principaux agents électoraux. Elle l'accuse d'impuissance devant le désordre qui s'étendrait et menacerait l'ensemble de la jeunesse locale. Il convient d'ouvrir au plus vite un centre destiné à soigner les toxicomanes et à informer les jeunes et les parents des méfaits spécifiques de la drogue. Ainsi se trouve nommé l'ennemi, désigné le responsable de tous les maux.

Le maire n'est pas porté à utiliser politiquement la corde du tragique; mais rencontrant déjà assez de difficultés personnelles, face aux reproches de son épouse et de sa maîtresse (la pharmacienne, adjointe chargée des problèmes de santé au sein du conseil municipal), il refuse d'être traité d'impuissant. On adresse donc une demande de subvention à la préfecture au profit d'un centre dont l'assistante sociale aurait la charge. Le dossier est transmis au ministère de la Santé. Après une enquête assez facile, la réponse revient : elle est négative. Le chargé de mission de la Direction générale de la Santé qui l'a signée n'expose pas les motifs du refus.

Avertie par téléphone, l'assistante sociale se précipite chez le maire et le persuade qu'il ne peut se laisser prendre aussi peu au sérieux par « un petit fonctionnaire irresponsable ». Une question écrite est aussitôt posée par le sénateur-maire au ministre de la Santé. La réponse du ministre est empreinte de confusion et volontairement imprécise. Mais le chargé de mission de la Direction générale de la Santé est vivement admonesté pour avoir imprudemment affronté, seul et sans argument sérieux, un personnage politique aussi important et aussi bruyant dans les débats budgétaires au Palais du Luxembourg. Une subvention est accordée; elle est inférieure à celle qui était sollicitée, mais elle demeure importante.

Le centre projeté est bientôt ouvert, avant même l'arrivée des crédits, dans une annexe de la mairie. La première réunion dite « d'information » se déroule fort mal et se termine sur des propos violents échangés entre des parents, des enseignants et des élèves que l'assistante sociale avait cru bon de réunir pour leur parler de la drogue. Le maire a demandé aux gendarmes présents de disperser des groupes trop agités à la sortie de la salle.

Le centre d'accueil a fonctionné pendant un an et demi. Le psychologue vacataire qui y opérait deux fois par semaine multipliait les entretiens, pompeusement dénommés « psychothérapies », avec deux anciens héroïnomanes, l'un assez bien réadapté à la vie professionnelle et l'autre venant d'une ville voisine, plus inquiétant par l'aspect délirant de ses propos que par son ancienne pharmacodépendance. On recevait aussi dans ce centre une demi-douzaine de lycéens qui avaient été surpris un soir à fumer un joint dans les vestiaires de la salle des fêtes municipale. Le contact de ces jeunes avec le psychologue s'avérant positif, ils avaient amené peu à peu au centre d'autres camarades, nullement drogués, mais qui avaient surtout envie de « parler »... Quelques paumés notoires se présentaient aussi au centre, acceptaient un entretien ou deux, car ils espéraient tirer de l'institution quelque petite obole; déçus, ils disparaissaient rapidement.

Il semble probable qu'une orientation beaucoup plus large et beaucoup plus diversifiée de l'accueil aurait rendu plus efficace un tel centre. Mais l'assistante sociale visait des actions plus brillantes et plus bruyantes; se déclarant victime de l'inaction des parents et des enseignants, elle ferma le centre et engagea le sénateur-maire dans une autre forme de croisade.

Le pouvoir attractif des soins

Nombreux sont, en France ou dans des pays voisins, les centres de soins ou d'accueil qui, sans atteindre le niveau caricatural de l'opération précédente, ont cependant ouvert, travaillé et échoué pour des raisons assez semblables : pas toujours parce qu'ils étaient mal gérés; souvent parce qu'ils n'étaient pas indispensables; la plupart du temps parce qu'ils entendaient se limiter à une entité psychopathologique illusoire : la toxicomanie. Un symptôme, même sévère, ne constitue que le signe de l'atteinte plus profonde qu'il révèle; mais l'atteinte profonde relève d'un autre ordre de préoccupations dans le registre des causalités comme des conséquences thérapeutiques que cela entraîne.

On peut se demander si la multiplication des centres qui entendent se spécialiser dans les soins aux toxicomanes de toutes catégories et de toutes origines ne risque pas en revanche d'avoir un pouvoir attractif sur des jeunes dont le mal à vivre ne s'est pas encore fixé sur un symptôme précis.

S'il se demande ce qu'il doit faire pour obtenir de l'aide, un jeune en état de malaise affectif assez intense et encore assez flou n'a devant lui que trois solutions évidentes et immédiates de prise en charge n'exigeant de lui aucun effort préalable : la prison, l'hôpital ou le centre d'accueil pour toxicomanes. Il sait qu'il est sûr de rencontrer dans ces trois espaces, à la fois un gîte et un couvert gratuits, en gros suffisants, un médecin, une assistante sociale, un psychologue, un éducateur, ouverts aux problèmes psychologiques et sociaux qui sont les siens. Alors la tentation sera grande de se présenter comme délinquant, comme malade ou comme toxicomane; et c'est avec conviction que certains entrent dans ce jeu qui devient vite pervers : peu à peu ils ne « jouent » plus, ils deviennent vraiment délinquants, vraiment malades ou vraiment toxicomanes.

L'homme politique se trouve fort contrarié par les manifestations intempestives de jeunes « à problèmes ». Peu lui importent les promesses de mesures de prévention à long terme; sous la pression de conseillers liés à son sort, il veut « faire quelque chose »; comme on ne peut pas sans cesse promettre un nouveau renforcement des mesures de répression, ce que d'ailleurs chacun sait être illusoire, l'homme politique va se croire obligé d'intervenir en faveur de la création d'un organisme nouveau destiné à dériver et à drainer les inquiétudes.

Les médias soucieux de rechercher le sensationnel, le

dramatique, et ce qui sort de l'ordinaire, portent leur attentîon sur le toxicomane avéré, ses exploits, et la solution curative présentée comme merveilleuse, sans se préoccuper de la souffrance véritable qui n'intéresse personne ou surtout pose trop de questions. On multiplie les reportages sur une nouvelle formule de traitement ou tel bateleur qui promet d'accéder, demain, à la lune sans que chacun ait à y mettre vraiment du sien.

Ce serait une erreur, une lourde hypothèque sur leur avenir social, que d'hospitaliser systématiquement les sujets vraiment pharmacodépendants; mais fixer avec trop de hâte de simples usagers modérés à une institution qui se veut spécialisée dans l'accueil des toxicomanes apparaît comme plus grave encore de conséquences; le sujet va se trouver enfermé dans le cercle trop étroit et fallacieux de la toxicomanie alors qu'il avait encore une attitude hésitante vis-à-vis du symptôme qu'il est tenté d'utiliser.

Les maisons de commerce à l'enseigne de la toxicomanie qui se vantent dans la presse, à la radio, à la télévision ou par des tracts distribués sur les trottoirs de « toujours avoir de la place » (ce qui devrait les rendre aussitôt suspectes) profitent, pour une bonne part de leur succès, d'une complicité très active de la part des familles de certains révoltés à partir du moment où ils ont accepté l'étiquette offerte par « la toxicomanie »!

Que faire des « toxicomanes »?

Dans un conte du Moyen Age, des bourgeois voulaient débarrasser la cité des rats qui envahissaient les maisons et les rues; ils ne désiraient nullement s'en occuper eux-mêmes; ils s'adressèrent donc à Hans, le joueur de flûte, pour entraîner au loin les indésirables rongeurs. L'histoire est actuellement revécue avec les toxicomanes dont le symptôme sert à faire injure à la cité et aux bourgeois. Le conte médiéval nous dit qu'il ne faut pas cesser de gratifier le magicien, sinon celui-ci serait capable de relâcher les rats dans la cité.

Un conseiller du ministère de la Santé racontait à des soignants, en colère contre un manque de clarté dans la politique des soins, qu'à l'occasion d'un changement ministériel, le nouveau ministre s'était fait fort de mettre de l'ordre d'ici à la fin de l'année dans l'un de ces établissements pléthoriques où s'accumulent les malheureux de toutes espèces tenus à l'écart de la cité sous le prétexte de « toxicomanie », alors qu'ils se trouvent depuis longtemps sevrés de leur toxique habituel mais nullement débarrassés, au contraire, de leur complexe de dépendance.

La réaction ne se serait pas fait attendre : les plus hautes instances politiques auraient reçu, dans la quinzaine qui suivit, une centaine de lettres d'élus de divers niveaux, faisant pression pour que soit calmé l'audacieux ministre, sinon l'ensemble des établissements du groupement visé cesserait de retenir les indésirables et les rendrait à leurs chers concitoyens.

Autant il est utile de disposer des services spécialisés dans l'accueil, quand une mesure de protection plus ou moins longue est nécessaire, autant il est nuisible de faire cesser toute relation sociale à un jeune déjà assez coupé des circuits relationnels et professionnels habituels.

D'excellents centres d'accueil sont connus pour leur souci d'aider les sujets à refaire au plus vite surface et à reprendre sinon une vie banale, du moins une existence leur permettant d'affronter avec moins d'angoisse des réalités qui sont celles de la vie courante.

Il existe peu d'établissements sérieux de grande dimension. Si le sevrage, mis à part le cas des barbituriques, est souvent plus simple qu'on a coutume de le penser, la post-cure pose, en général, des problèmes plus délicats; elle ne peut être ni négligée ni trop prolongée. Elle s'accompagne, quand cela est possible, d'une participation active des environnements naturels du sujet, qui trouvent ainsi l'occasion de modifier sensiblement, dans leur intérêt même, les modèles relationnels qui avaient conduit à l'échec les uns et les autres. On a pu constater tout l'intérêt des initiatives concernant les centres de thérapie familiale, les familles d'accueil ou certaines entreprises communautaires ayant fait l'objet d'une sereine réflexion et d'intéressantes publications.

Un centre d'accueil situé dans les Cévennes est connu pour la rigueur de ses conceptions et de sa gestion. Il n'est nullement obligatoire de passer par la toxicomanie pour y être reçu; mais un engagement personnel reste indispensable et aucun produit non prescrit expressément sur indication médicale n'est autorisé dans l'établissement; un contrat est établi qui fixe les modalités du séjour et sa durée; en aucun cas la durée prévue ne sera prolongée.

Il est évident que ce genre d'institution ne peut s'adresser à n'importe quel toxicomane, ni à n'importe quel marginal. Une sélection est opérée par l'équipe de direction lors d'un premier entretien préalable à tout accord d'admission et à l'établissement d'un contrat de post-cure engageant clairement les deux parties.

Nous touchons là à la seconde difficulté, que trop peu d'établissements prennent en considération : si la toxicomanie ne constitue qu'un symptôme, ce symptôme est commun à un certain nombre de variétés de désadaptations; ces modes différents de désadaptations portent eux-mêmes sur des variétés distinctes de structures de la personnalité.

Sans entrer dans les détails et les subtilités de la pratique clinique, il est clair qu'on ne peut aider de la même façon un névrotique dont la toxicomanie répond à un conflit œdipien très mal engagé, ou un sujet entrant dans la voie psychotique et ne délirant encore que par son comportement toxicomaniaque. Une tout autre attitude thérapeutique sera indiquée s'il s'agit d'une organisation dépressive, incapable de sortir d'une position de « petit » réclamant tout et attendant tout des « grands », jugés à la fois omnipotents et trop frustrants.

La plupart des utilisateurs ou des dépendants légers (et même de nombreux utilisateurs moyens) n'entrent pas encore dans un cadre vraiment pathologique. Mais il faut avoir le courage de reconnaître que tous les gros pharmacodépendants évoluent au sein de lignées psychiques nettement pathologiques; ces pathologies se manifestent par des symptômes, purs ou mixtes, qui peuvent concerner l'expression mentale, l'expression corporelle ou l'expression comportementale. Mais, de toute façon, on ne peut s'arrêter à la symptomatologie. Il faut rechercher une voie spécifique d'abord des troubles profonds, après en avoir établi le diagnostic différentiel.

Cette constatation n'est pas particulière au cas des toxicomanes; il y a longtemps qu'on sait qu'il en est de même pour les gros alcooliques, ou les gros délinquants par exemple. Nous reconnaissons ici un motif supplémentaire de montrer que la toxicomanie n'a rien de spécifique dans ses causalités réelles; elle ne constitue que le symptôme d'un trouble dont la nature véritable doit être recherchée en profondeur et dont les manifestations peuvent varier d'un sujet à l'autre, ou bien même à travers le temps, à propos du même sujet.

Quelle que soit la forme prise par le symptôme drogue et quelle que soit l'intensité de cette manifestation symptomatique, une fois passée l'étape des soins d'urgence, la thérapeutique des troubles de la personnalité en cause passera toujours par un souci psychothérapique. Qu'il s'agisse d'une psychanalyse, d'une psychothérapie envisagée à titre individuel ou en groupe, dans le cadre d'un abord familial ou systémique, ou de toute autre façon bien adaptée d'apporter une aide à la remise en ordre des relations affectives d'un sujet avec les autres et avec lui-même, l'abord psychothérapique demeurera toujours essentiel, spécifique de la nature des troubles en cause chez tel sujet précis et non pas spécifique du seul symptôme toxicomaniaque.

Chapitre 9

Familles : rien ne va plus ?

Les modèles structurels de la famille ont beaucoup varié au cours des récentes décennies.

On invoque habituellement pour expliquer ces changements des facteurs sociaux ou économiques divers, ce qu'il est facile de mettre en évidence.

Il y aurait lieu de considérer aussi les critiques et les contestations dont la famille a fait l'objet, par suite d'une interprétation discutable de la théorie freudienne de l'Œdipe. Les psychanalystes n'ont sans doute pas assez clairement réagi contre une opinion assez répandue dans le public, rendant les parents responsables par leur sévérité d'une maladie psychique qu'on dénommerait « complexe d'Œdipe ».

Alors les mieux intentionnés ne savent plus que faire, ni surtout que dire. Ils deviennent très angoissés, puis inactifs devant des enfants que les complications de la vie actuelle disposent souvent à l'angoisse et à la passivité. Les parents fuient leurs enfants et les enfants fuient leurs parents; les uns et les autres se rejettent mutuellement la responsabilité de ces difficultés de communication.

Une consultation bien classique

« Docteur, je viens vous voir parce qu'on m'a dit que vous pouviez m'aider. » Comme je demande en quoi, la réponse se présente sous une forme des plus classiques : « Mon fils est toxicomane. Je ne comprends pas comment il a pu en arriver là, après tout ce que nous avons fait pour lui, mon mari et moi. On m'a dit que nous ne l'avions pas compris. Je vous en prie, éclairez-nous. »

Cette femme d'allure assez alerte, que son mari « n'a pas pu accompagner », me tient, au début de notre entretien, un discours tout à fait identique à celui que j'entends bien souvent. Danielle a 38 ans, elle me raconte sa vie depuis son mariage avec Alex (40 ans) et la naissance de leur fils Didier, 19 ans, que son père vient de surprendre, un soir, dans sa chambre, une seringue à la main.

Danielle et Alex se demandent à la fois comment Didier en est arrivé là et pourquoi ils n'ont rien pressenti jusqu'à cette révélation brutale.

Danielle et Alex se présentent comme des parents tout à fait semblables aux autres parents de la même génération, qui habitent autour d'eux ou travaillent avec eux. Danielle et Alex sont tous les deux cadres dans une compagnie d'assurances, Alex à la direction générale, Danielle dans une agence de quartier. Ils partent assez tôt le matin et ne rentrent qu'en fin de journée; ils n'ont jamais eu le temps de s'occuper de leurs enfants en dehors des périodes de vacances, et encore, car ils les confiaient autrefois en partie aux grands-parents ou à une sœur de Danielle, célibataire, dès que cessait l'école. Seul le plus jeune, Yves, a un peu plus attiré l'attention de ses parents, en raison de troubles rénaux dont il a souffert depuis l'âge de 6 ans. Une femme de ménage s'occupait des enfants jusqu'à ce qu'ils entrent au lycée. Comme Alex et Danielle revenaient chez eux assez fatigués, les soirées familiales étaient brèves. Après avoir grignoté un maigre repas préfabriqué, sur le coin d'une table de cuisine encombrée de tous les achats du jour et que la femme de ménage rangera bien demain, les enfants d'un côté, les parents de l'autre, se précipitaient vers leur télévision respective. Quand ils étaient encore trop jeunes pour s'abandonner aux situations banalement répétitives des séries télévisées américaines, leur père leur avait bricolé un magnétoscope dont ils pouvaient tirer quotidiennement leur dose de dessins animés stupides et violents, dont le son hurlait d'autant plus fort que le discours articulé en était pratiquement absent.

On le voit, la famille de Didier n'a rien d'extraordinaire. Pendant son enfance, celui-ci n'avait posé aucun problème particulier à ses parents ou à ses maîtres; discret à la maison, appliqué à l'école, puis au collège et au lycée, il est entré sans difficulté à l'Université.

Mais depuis cette période tout a semblé changer; Didier parle de moins en moins aux autres. Il ne s'intéresse plus du tout à son travail. Ses horaires de sommeil, de repas, de sorties ou de retours à la maison deviennent fantaisistes, puis de plus en plus incohérents. Sa chambre, ses vêtements, sa façon de se coiffer témoignent du désordre qui gagne son esprit.

Ses parents commencent à se préoccuper de telles attitudes et en parlent autour d'eux. On les rassure en leur disant que « c'est normal à cet âge ».

Et puis soudain, on s'aperçoit que...

Alors, tout le monde s'agite. Alex a conduit Didier à la consultation d'un médecin qui s'occupe de toxicomanes, sans trop croire heureusement à l'existence d'un fantôme nosologique appelé « toxicomanie ». Ce médecin adresse Didier à une jeune collègue qui a engagé avec lui une psychothérapie. Il a conseillé d'autre part à Alex de venir, avec son épouse, me parler de la façon dont ils pourraient se voir impliqués dans cette affaire et participer activement à la recherche de solutions meilleures pour Didier.

Alex étant « trop pris » par son travail, Danielle est venue seule me demander quelles erreurs son mari et elle-même auraient pu commettre et comment il leur serait possible d'aider leur fils de façon positive.

Il n'est pas heureux de répondre de façon trop rapide et trop superficielle à ces deux ordres de questions. Le clinicien sait de quelle façon orienter son enquête et il sait aussi que les difficultés les plus sérieuses sont souvent loin de sauter aux yeux de l'observateur extérieur. Ces difficultés n'ont que de très subtils rapports avec une théorie trop générale de la toxicomanie.

Je désirais donc revoir Danielle avec, si possible, son mari pour en savoir davantage sur ce qui peut se cacher derrière une façade qui ne présente, à première vue, aucun aspect très original.

Un modèle familial spécifique?

Les recherches épidémiologiques effectuées sur les familles de toxicomanes, comme les études conduites à partir de la pratique des psychothérapies, font apparaître qu'il n'existe aucun modèle spécifique d'adolescent ni aucun modèle de situation relationnelle familiale pouvant être définis comme des modèles propres à « la toxicomanie ».

Les recherches les plus poussées nous montrent que les éléments caractéristiques mis en évidence dans les situations familiales entourant des enfants devenus toxicomanes ne diffèrent pas sensiblement des situations familiales ayant entouré des enfants présentant plus tard des difficultés caractérielles, des exactions violentes, des tendances dépressives, voire des conduites suicidaires.

Une certaine similitude de facteurs de base existe à travers toutes les situations familiales qui ont conduit aux unes ou aux autres des difficultés que je viens d'énumérer.

Comment donc reconnaître une famille tout simplement « à haut risque », qu'il s'agisse de l'apparition d'une toxicomanie chez un fils ou une fille ou d'une autre difficulté comparable? Ce n'est point chose facile car beaucoup de familles de toxicomanes, de même que beaucoup de familles de caractériels, d'agressifs, de délinquants, de dépressifs ou de suicidaires, se présentent sous un aspect tout à fait banal, pour ne pas dire « normal »; c'est le cas de la famille de Didier.

Devons-nous en conclure, comme on le dit trop souvent, qu'une pharmacodépendance, ou un tout autre symptôme ayant le même sens profond par rapport à un conflit de base, peut apparaître « comme un éclair dans un ciel serein » ? Je ne le pense pas et je ferai aussitôt remarquer que le ciel n'est considéré comme « serein » que dans la partie que nous apercevons avant l'orage; un météorologiste ne s'y tromperait point : l'éclair provient d'une zone du ciel qui nous était jusque-là cachée; il n'apparaît pas magiquement; il n'est pas tiré de rien.

Nous venons de voir que les enquêtes épidémiologiques conduites à partir de familles où il existe un toxicomane font apparaître des similitudes avec les enquêtes conduites à partir de familles où il existe des enfants ayant évolué vers d'autres formes de difficultés mais, en revanche, toutes ces formes d'enquêtes, quand elles sont engagées contradictoirement avec des groupes témoins (c'est-à-dire en portant aussi sur des familles dont les adolescents ou les post-adolescents n'ont présenté aucune difficulté dépassant un degré reconnu comme banal) mettent en évidence des éléments d'ordres assez différents.

Les symptômes d'une pathologie familiale sont parfois assez vite repérés, mais ils peuvent aussi rester longtemps discrets. Il est même possible que la pathologie familiale demeure à l'état purement latent, et ne se traduise qu'à travers un symptôme manifesté par un enfant qui devient alors le signe vivant d'un problème familial non exprimé, une sorte de bouc émissaire des conflits familiaux; il joue en même temps le rôle de témoin et de victime; il risque, en plus, de devenir complice d'une situation familiale subtilement viciée. C'est ce que nous rencontrons bien souvent dans nos enquêtes comme au cours de nos psychothérapies de toxicomanes, ou de familles de toxicomanes.

La pratique des psychothérapies familiales nous apprend, en plus, et en contre-épreuve somme toute dans le registre scientifique, que le jeune voit son état évoluer d'autant plus favorablement que le traitement de l'ensemble de la famille aura permis d'expliciter certains non-dits et de détendre certains conflits domestiques, conflits dont personne n'était précédemment conscient. Mais il convient aussi d'éviter que l'un ou l'autre des parents soit présenté comme vraiment trop coupable, et lui seul, d'un ensemble de problèmes toujours fort complexes.

On s'est posé, au cours de ces dernières années, bien souvent la question de savoir comment on pouvait, dans un milieu aux apparences très naturelles, rendre l'autre « fou ». On pensait certes à cette forme de folie mentale qui conduit chez le psychiatre. Mais il existe bien des « folies » qui demeurent dans le registre du comportement aberrant sans présenter de signes de délire mental; autrement dit, ces sujets ne délirent qu'à travers les troubles de leurs conduites. Il en est ainsi de nombreux toxicomanes graves, comme de nombreux alcooliques graves, comme de nombreux délinquants sérieux ou comme beaucoup de suicidaires.

On s'est aperçu que des folies diverses pouvaient éclore au sein de familles en apparence bien classiques. Il préexistait cependant au cœur de la dynamique familiale, dans ces cas, un certain degré de perversion et d'excitation émanant, sous une apparente logique, d'un des membres au moins de la famille, sans qu'aucun des autres soit capable de compenser cet excès par une attitude plus sereine, plus rassurante et également plus chaleureuse.

On ne peut « rendre l'autre fou », qu'il s'agisse de folie à expression mentale plus ou moins délirante dans le propos, ou de « folie » à expression plus purement et plus exclusivement comportementale, que par la conjonction, au sein du contexte familial d'origine, à la fois d'une action excitante devenue perturbatrice et du manque d'une contrepartie demeurée calmante et rassurante.

Nous constatons ce double effet simultané du « trop » et du « pas assez » dans la quasi-totalité des situations familiales où ont été élevés les futurs toxicomanes comme la plus grande partie de ceux qui souffriront de difficultés sociales et personnelles.

Des facteurs de risques discrets

La banalité d'un mode de vie familial, son apparente « normalité », conçue comme adhésion aux comportements du plus grand nombre, au sein d'un contexte historique et socioculturel donné, ne garantissent pas une innocuité relationnelle vis-à-vis des enfants.

Comme je l'avais proposé, Danielle est revenue me voir avec Alex. Au cours de notre premier entretien à trois, Alex demeurait assez tendu, mais il est apparu par la suite que l'élément le plus anxieux de la famille était sans aucun doute Danielle.

J'ai revu ce couple assez régulièrement tout d'abord, puis de façon beaucoup plus souple pendant quelques mois. Il ne s'agissait ni d'une psychanalyse ni d'une psychothérapie familiale organisées selon les règles propres à ces deux abords différents, aux indications assez précises. Nous étions simplement tombés d'accord sur l'utilité de « parler » des soucis que le récent incident de la seringue avait rendus difficilement escamotables au sein de ce couple. J'ai respecté pour ma part notre contrat et je n'ai pas estimé nécessaire de proposer davantage; mais je n'aurai ni la modestie ni surtout l'hypocrisie de laisser penser que, sans une solide formation psychanalytique, il soit aisé de conduire, de façon vraiment thérapeutique, de tels entretiens, simples en apparence seulement.

Je dois d'abord faire remarquer que conjointement à ces entretiens, la psychothérapie plus classique et plus stricte à laquelle Didier collaborait de très bonne grâce avait rapidement non seulement fait cesser la consommation de drogue, mais aussi rendu inutile de parler même de « la drogue ».

En revanche, au cours des entretiens avec les parents, j'ai appris peu à peu beaucoup de choses très importantes pour comprendre la situation relationnelle au sein de la famille.

Tout d'abord qu'Alex avait connu une période de dépression au moment de son service militaire; il avait été réformé mais, non traité, il consommait beaucoup d'alcools « bien considérés » (apéritifs – whisky – vodka) sans appartenir pour autant à la catégorie des « alcooliques ». Une tendance tout au plus à « l'alcoolisme mondain », comportement assez répandu, semblait évidente chez Alex. En même temps Alex se révélait fortement dépendant du tabac. Il cherche à s'en excuser en déclarant ne fumer « que des brunes »... celles qui ne feraient pas mal; mais il reconnaît que le dimanche, quand il a oublié de préparer sa provision pour le week-end, il lui est indispensable de parcourir en voiture le centre de la ville à la recherche d'un bureau de tabac ouvert. Il avait même coutume d'emmener avec lui ses fils dans ces sortes de chasse au tabac. « C'était une occasion de prendre l'air », ajoute-t-il, sans la moindre trace d'humour et sans y reconnaître l'exemple de dépendance affective qu'il donnait très tôt à ses enfants; les plaisirs sont à rechercher du côté d'un produit magique et extérieur à nous-mêmes, le tabac ou l'alcool. Le message est très tôt enregistré, intériorisé et transformé chez l'enfant qui change de produit et y ajoute la transgression : on va se diriger vers une substance interdite.

Danielle, de son côté, s'affiche au cours de nos entretiens comme une grande anxieuse, ayant souffert dans sa jeunesse de troubles alimentaires variés, en particulier une alternance de périodes où elle avait besoin de trop manger avec des périodes où elle ne s'alimentait vraiment pas assez. Cette attitude inquiétait ses propres parents qui la conduisaient souvent chez le médecin. A l'issue de consultations qui duraient dix minutes et sans être examinée ou presque, elle sortait du cabinet du praticien de son quartier avec une liste imposante de médicaments et un flot de bons conseils que le médecin lui prodiguait, ainsi qu'à ses parents, dans le long couloir conduisant à la sortie.

Avant son mariage, Danielle a cru prendre les choses beaucoup plus au sérieux en allant consulter un neurologue. Cet organiciste notoire la convoquait chaque mois pour simplement changer le nom des produits, nullement inoffensifs, dont il la gavait littéralement.

Au cours d'un de nos entretiens, Danielle m'a déclaré d'elle-même, sans aucune induction de ma part : « Voilà comment on devient toxicomane! » Effectivement, quelques années plus tard, Danielle avait réussi à se débarrasser de son neurologiste et des neuroleptiques divers qu'il lui administrait; elle était alors devenue dépendante du yoga; mais elle ne pouvait se passer cependant de somnifères.

Elle m'avoue devoir prendre chaque soir « son petit comprimé » sinon elle est certaine de passer une nuit blanche. Mise à part cette habitude qui lui paraît un détail, elle passe auprès de ses amis et voisins pour une personne tout à fait normale.

Les enquêtes épidémiologiques nous montrent le très fort indice de corrélation existant entre une pharmacodépendance survenue chez un enfant et la prise régulière et prolongée de médications diverses, pas forcément des neuroleptiques ni des médicaments trop toxiques, mais plus simplement souvent des laxatifs ou des cholagogues.

Les somnifères de Danielle, tout autant que les cigarettes ou l'alcool d'Alex, ont été inducteurs pour Didier de l'attente du pouvoir à la fois magique et extérieur à soi-même qui serait tiré d'un produit permettant d'échapper à la morosité chez un jeune arrivant à la vie adulte avec un équipement affectif insuffisant et, à cause de cela, avec beaucoup d'appréhension.

Mal encadré sentimentalement par des parents qui fuyaient leurs véritables problèmes, mal protégé, en raison du manque de solidité des images parentales, contre l'excès des excitations sexuelles qu'il a ressenti à l'entrée dans la vie universitaire, Didier ne pouvait pas envisager sereinement de devenir adulte. Son impression soudaine de « mal à vivre » à la sortie de l'enfance aurait pu se manifester tout aussi bien en se retournant contre lui-même dans un mouvement dépressif, voire suicidaire, que contre les autres dans la marginalité, les actions violentes, voire la délinquance. La drogue n'est pas tombée sur Didier comme un éclair qui surviendrait dans un ciel vraiment sans nuage. Didier était sans aucun doute un adolescent à risques, dirons-nous, « moyens ». Il a utilisé la drogue comme il aurait pu utiliser une autre forme de manifestation de son désarroi, de sa colère et de sa quémande à la fois. Cette autre forme de manifestation n'aurait peut-être pas été moins grave dans ses conséquences que la prise d'héroïne.

Les parents de Didier ne sont pas des monstres. En apparence du moins, ils ne semblent pas différer des autres parents de leur rue, de leur cité, de leur milieu. Mais quand on creuse davantage, on s'aperçoit que leurs problèmes se présentent comme sensiblement plus compliqués que ceux des autres parents de leur voisinage. Ils ont davantage à se considérer eux-mêmes comme victimes d'une fâcheuse tendance dépressive supérieure à la moyenne courante que comme coupables de cet état de fait qui envahit actuellement l'esprit des adultes et se répercute automatiquement sur les enfants, avec toutes les conséquences dans les actes qu'on connaît, qu'il s'agisse de prise de drogues ou d'autres attitudes.

Nous n'avons aucune raison de mettre particulièrement en accusation Danielle ou Alex.

Nous n'avons non plus aucun intérêt thérapeutique à considérer que le cas de Didier relève d'une catégorie particulière de structure qu'on désignerait sous le terme de « toxicomanie » de façon spécifique.

Didier n'a pas eu besoin de se voir traité dans un cadre se réclamant de la toxicomanie. Sa psychothérapie l'a assez rapidement replacé dans des conditions affectives plus favorables pour aborder les problèmes de choix d'existence qui se posaient à lui. A la fin d'une série d'entretiens psychothérapiques Alex et Danielle n'ont pas changé miraculeusement leur vie quotidienne. Mais ils se sont trouvés assez vite en mesure de mieux aider Didier, surtout de communiquer plus facilement avec lui comme avec un adulte ayant besoin d'échanger des expériences et des fantasmes avec d'autres adultes, sans avoir peur de l'autre, c'est-à-dire de lui-même. Quelques mois plus tard, Danielle engageait une psychothérapie personnelle, pour se débarrasser de ses somnifères, c'est-à-dire de son angoisse, pendant qu'Alex recommençait à jouer au tennis avec Didier, ce qui lui épargnait un excès d'alcool et quelques paquets de cigarettes.

Des facteurs de risques évidents

Il existe, bien sûr, de nombreux cas où la pharmacodépendance se présente dans des conditions personnelles et familiales beaucoup plus perturbées.

Un de mes collègues nous rapportait le cas d'une patiente qu'il désignait sous le nom de Geneviève et qui se présentait, à 22 ans, comme une héroïnomane grave. Dès la fin d'une cure de désintoxication conduite dans un centre spécialisé, une psychothérapie fut entreprise; elle fut assez longue et mit en évidence le rôle particulièrement mais involontairement toxique joué par la famille de Geneviève.

Les parents de Geneviève avaient été tous deux des enfants de réfugiés persécutés ayant eu les plus grandes difficultés à demeurer vivants après un long périple à travers l'Europe. Le père était un phobique qui se sentait très mal dans la rue, et la mère une grande obsessionnelle s'épuisant en activités destinées à éviter une catastrophe qui lui semblait toujours imminente. Quand Geneviève était toute petite, le père dirigeait les équipes de nuit dans une centrale électrique. La mère régulièrement seule à la maison, ne pouvait dormir en paix tant qu'elle n'avait pas pris un certain nombre de précautions. Elle vivait en particulier dans la terreur que Geneviève puisse manquer de nourriture. Pour apaiser ses craintes, elle allait jusqu'à réveiller sa fille deux ou trois fois par nuit en introduisant de force dans la bouche d'une enfant qui ne demandait rien un biberon rempli d'un liquide où se mêlaient sous des formes variées et dans des proportions diverses le lait et le sucre. Ce comportement se poursuivit, d'une façon moins caricaturale mais tout aussi efficace, quand Geneviève fut plus âgée et jusqu'à l'adolescence. Après quoi, par suite des néo-besoins artificiellement créés et déclenchant finalement un sentiment de manque dès qu'ils ne sont pas immédiatement satisfaits, Geneviève est devenue héroïnomane.

Dans le même ordre d'idées, j'ai connu moi-même un

patient, Gilbert, dont le père avait très tôt quitté une épouse assez riche et vraiment insupportable. Cette femme avait retourné tous ses besoins possessifs sur Gilbert et la méthode la plus subtile de s'attacher sa docilité était de lui offrir tout ce dont il pourrait avoir envie, avant même qu'il n'en ait exprimé son envie. Quand il désirait, à 4 ans, une trottinette, sa mère lui offrait un petit vélo. Quand, plus tard, il désirait un vélo normal, sa mère lui offrait une mobylette, quand il voulait changer de mobylette, elle lui offrait une moto; quand il voulut changer de moto, elle lui offrit une auto. Ayant effectué un séjour à l'étranger, à son retour en France avec un excellent contrat d'ingénieur en poche, Gilbert voulut s'acheter lui-même une voiture, petite tout d'abord. Ayant parlé de son projet à sa mère, le surlendemain il trouvait devant sa porte un livreur qui lui présentait une superbe BMW offerte par sa mère; il n'avait plus qu'à signer la demande de carte grise.

Quelques années après, Gilbert, cadre brillant d'une société industrielle de pointe, venait me consulter à sa sortie d'une clinique où il avait été désintoxiqué d'une sérieuse dépendance. Peu importe le produit, le problème de Gilbert n'est pas de l'ordre de la chimie; il résulte des erreurs involontaires, mais graves, ayant organisé une dépendance affective au sein de l'économie familiale, sans qu'on puisse se contenter d'accuser pour autant une mère qui était elle-même avant tout une malheureuse, une frustrée, projetant sur son fils un permanent état de manque, malgré l'importante fortune personnelle qui lui apportait matériellement toute sécurité.

La présence des parents

On parle beaucoup de familles désunies et en particulier de divorces comme pouvant engendrer des toxicomanies chez les jeunes.

Il ressort des enquêtes épidémiologiques qu'effectivement les pharmacodépendances se développent dans des familles dont plus de la moitié des parents ne vivent pas ensemble, alors que, dans l'échantillon témoin de non-toxicomanes, 85 % des parents vivent au contraire ensemble de façon durable. Mais cette évidence ne permet pas de conclure qu'il s'agisse essentiellement de cas de divorces, ni même d'évidents conflits conjugaux.

Le plus souvent, nous constatons que ce sont des familles où l'un des parents est tout simplement absent, pour diverses raisons : divorce bien sûr, mais aussi, et même le plus souvent, décès d'un des parents, longue hospitalisation, travail à l'étranger, emprisonnement, etc. Parfois cette absence d'un des parents ne se présente que comme une « absence » purement affective, c'est-à-dire qu'elle correspond à un désintérêt caractérisé de ce parent à l'égard de sa famille et en particulier de ses enfants.

A partir des sujets pharmacodépendants examinés au cours d'une enquête très sérieuse * on retrouve un tiers de pères et un dixième de mères qui sont repérés comme alcooliques (contre 3,4 et 0,3 % dans le groupe témoin). Un père sur quatre et une mère sur trois sont repérés comme utilisant de façon durable des médicaments sédatifs ou des hypnotiques, ce qui apparaît comme très supérieur, bien sûr, aux données du groupe témoin.

La dépressivité familiale semble d'une grande importance dans la survenue d'une dépression du jeune qui pourra s'orienter vers une toxicomanie, mais pas dans cette direction-là seulement. Il en est de même des comportements violents au sein d'un ensemble familial.

Mais nous ne pouvons nous arrêter à l'influence de la famille dans ses seuls aspects « en trop ». Il y a lieu de rechercher aussi quels peuvent être, d'un autre côté, les carences, les vides, dont a souffert un enfant ou un adolescent au sein de sa famille. Sous cet angle, nous remarquons deux formes principales de carences : les carences identificatoires d'une part, les carences imaginaires de l'autre.

Les carences identificatoires laissent l'adolescent dans

---

* Davidson et coll. (voir bibliographie, p. 243).

l'impossibilité de se constituer, à partir d'un choix suffisant de représentations parentales valables, une véritable personnalité originale et autonome. Ces carences surviennent d'une part dans les familles trop fermées sur elles-mêmes et d'autre part dans les familles dont les parents apparaissent comme trop fragiles, trop conformistes, trop inconsistants.

Les carences imaginaires empêchent l'adolescent et le post-adolescent de se forger intérieurement des buts de vie suffisamment attractifs pour entraîner des activités relationnelles positives et réalistes. Des parents ne manifestant aucun désir créatif ne peuvent engendrer un mouvement de créativité chez leurs enfants. La morosité l'emporte et se prolonge dans la dépressivité ou la révolte.

La pharmacodépendance peut résulter de carences identificatoires ou imaginaires. Mais ce n'est pas le seul parcours auquel conduisent, à tout coup, de telles carences. Je n'énumérerai pas ici les principaux désordres qu'il est loisible de rencontrer quand on s'occupe d'adolescents en crise difficile à résoudre; ces désordres apparaissent comme très parallèles au recours à la drogue, ayant le même sens, et provenant de caractéristiques familiales du même ordre.

On a souvent reproché aux familles de ne plus être aussi solides et aussi structurées qu'autrefois. Il est sans doute imprudent d'admettre sans nuance que les familles anciennes étaient, au-dessous d'attitudes de surface souvent plus conventionnelles que réelles, toujours solides et bien structurées.

A l'heure actuelle, les hommes et les femmes se font une autre idée du couple. Le modèle relationnel adopté revêt une grande importance sur la nature des échanges qui pourront s'établir ensuite dans la famille.

Qu'il y ait mariage officiel ou non, l'essentiel est de savoir sur quelle base s'est constitué le couple. Le couple a pu se former dans une entente passive destinée seulement à faciliter des satisfactions réciproques de tous ordres; une telle attitude suppose une complicité tacite pour éviter tout engagement extérieur aux zones de satisfaction du couple, à court terme, en fuyant toute autre prise de responsabilité plus conséquente.

Mais le couple a pu se constituer, à l'opposé, sur un accord profond et visant des buts positifs, à longue échéance; cela veut dire que les partenaires s'entendent pour gérer en commun des buts de vie vraiment créatifs, les engageant dans leur intimité, comme dans les prolongements familiaux et sociaux de cette intimité. C'est sur ce type de contrat libre et tacite de couple qu'on semble vouloir s'orienter maintenant; il est donc logique que le nombre de mariages officiels augmente à nouveau. Mais cette augmentation n'est que le résultat d'une plus grande clarté des engagements réciproques; car passer à la mairie ou à l'église n'a jamais constitué, en soi, la certitude d'un accord mutuel sur des attitudes à la fois libres, matures et responsables.

Les interactions entre la façon dont les parents vivent les désirs qui sont les leurs et la façon dont les enfants vont organiser leurs propres désirs à eux, évolueront dans un sens fondamentalement positif ou restrictif selon la coloration que les enfants pourront découvrir dans les désirs de leurs parents, tels que ces désirs leur sont présentés, dans un mode de vie, davantage que dans des mots ou de simples affirmations.

Comme je le développerai à propos de l'école, le modèle de fonctionnement imaginaire proposé au petit enfant, c'est-à-dire celui qu'il détecte chez les adultes, aura la plus grande importance pour la constitution d'un imaginaire heureux et confortable.

Échapper au risque de dépendance, qu'il s'agisse de la drogue ou d'autres formes de comportements aberrants, n'est possible que dans la mesure où les parents ont donné la preuve, dans leurs attitudes quotidiennes, que la vie vaut la peine d'être positivement vécue.

Chapitre 10

L'école dans le massacre
actuel de l'imaginaire

L'esprit dans lequel est conçu cet ouvrage me conduit à ne laisser de côté aucun des terrains où se manifestent précocement, et même où peuvent prendre naissance, les principaux facteurs de risques que nous avons à connaître et à tenter de prévenir, afin d'éviter l'évolution vers une toxicomanie ou une autre situation tout aussi fâcheuse.

Dans une démarche assez parallèle aux réflexions qui ont précédé, à propos des difficultés rencontrées à l'heure actuelle par la famille pour préparer un enfant à bien vivre, on doit chercher à comprendre comment les choses se passent dans les institutions chargées de l'éducation de l'enfant et de l'adolescent et dont le but est aussi de préparer le sujet à une vie heureuse, c'est-à-dire à une bonne santé physique, affective et sociale.

Il ne saurait être question de soumettre à une critique systématique et trop facile tous les problèmes visés ou créés par la multiplicité des réformes apportées ces dernières années aux façons d'enseigner, ni surtout d'accuser les enseignants, pas plus que les parents dans leur ensemble, d'une agressivité particulière à l'égard des élèves, alors que nous avons à affronter une menace d'écrasement de la vie imaginaire, dans tous les secteurs de notre socio-culture. Il s'agit simplement d'envisager le rôle de l'école dans la gestion des rêves et des désirs légitimes de chacun, avant l'entrée dans la vie adulte, lorsque d'inévitables frustrations et de non moins inévitables tentations touchent les enfants.

Que faut-il « réformer » ?

On a coutume de dire que dans un pays démocratique le moral de l'armée constitue le reflet du moral de la nation. Il est tout aussi clair qu'un peu partout dans le monde, le sens de la vie proposé à l'école traduit les façons de penser qui priment dans la société.

On ne doit pas considérer comme erronés ou sans intérêt les nombreux débats sur « l'échec scolaire ». Cependant, ces débats se voient trop souvent centrés, de même que les débats sur les toxicomanies, seulement sur la partie apparente d'un problème beaucoup plus profond et complexe, à savoir la médiocrité des « performances »; les aspects de l'éducation qui mettent en cause le comportement affectif de l'élève et ses réactions à l'environnement socioculturel sont généralement oubliés, ou supposés donnés tout naturellement et par surcroît, avec une pédagogie dont on nous promet sans cesse la parfaite efficience, dès que la prochaine « réforme » en cours aura reçu l'agrément du conseil des ministres.

De même que la pharmacodépendance ne conduit pas toujours à la marginalité, à la délinquance, à la maladie et à la mort, l'échec scolaire ne doit pas nécessairement laisser présager un échec ultérieur dans la vie.

L'échec scolaire, comme la prise de drogues, ne résulte pas seulement d'une inégalité sociale ou d'un défaut d'équipement somatique ou intellectuel; comme la prise de drogues, l'échec scolaire peut résulter avant tout d'une souffrance affective, ayant des causes intérieures et extérieures au sujet : c'est donc, sous une forme perceptible par l'entourage, un appel à l'aide et sur un terrain où l'entourage se trouve directement interpellé.

Suffit-il alors pour y répondre d'un simple changement des techniques pédagogiques, d'une « réforme » de plus du côté de la pédagogie, comme on promet sans cesse de nouvelles « mesures », de soins ou de répression, quand il s'agit de toxicomanies?

Au lieu de chercher seulement à « lutter » contre les échecs à l'école, comme on se contente de « lutter » contre la drogue, au lieu de sanctionner les mauvais élèves ou les maîtres n'ayant pas assez de diplômes, comme on sanctionne les toxicomanes ou leurs pourvoyeurs, il semble que, dans les deux cas, une éducation préventive de la vie, de la santé, du plaisir et de la réussite permettrait certainement de parvenir à de meilleurs résultats d'ensemble.

Mais encore faudrait-il s'intéresser aux systèmes de pensée des enfants et des adolescents, à leurs carences ou à leurs errements, davantage qu'aux performances en soi, à des « réussites » avant tout fonctionnelles, et aux moyens purement techniques de réussir.

De quel échec s'agit-il?

On laisse trop souvent de côté l'aspect personnel et affectif des causes de l'échec scolaire, comme on néglige l'aspect personnel et affectif de la demande de drogue; on n'a jamais ménagé, au niveau de l'opinion publique comme au niveau des pouvoirs publics, les critiques à l'encontre des réclamations ou des propositions d'initiatives en faveur de prises en compte de la vie imaginaire et affective des jeunes; ces propositions sont considérées comme trop irréalistes et trop individualisantes.

Il y a pourtant une corrélation assez étroite entre les facteurs de risques qui prédisposent un enfant ou un adolescent à l'échec scolaire et les facteurs de risques qui conduisent à une pharmacodépendance.

S'il est évident que l'échec scolaire n'annonce pas forcément une toxicomanie, on retrouve cependant avec une grande fréquence dans les antécédents des jeunes drogués une inadaptation scolaire; même s'il s'agit de sujets ni pauvres, ni sous-équipés physiquement, ni immigrés; de même que chez des toxicomanes plus âgés, on constate habituellement de grosses difficultés d'adaptation sociale ou professionnelle.

Il faut remarquer aussi que s'ils ne deviennent pas tous toxicomanes, loin de là, les sujets qui ont connu au cours de leurs études de grosses difficultés, ne pouvant se réduire à des défauts d'équipement ou à des difficultés matérielles diverses, se retrouvent par la suite, dans une proportion très significative, au sein des groupes de délinquants, de violents ou de suicidaires.

Si l'on ne saurait en conclure que l'échec scolaire conduit nécessairement à des perturbations d'ordre psychique, il n'empêche que, du point de vue préventif, les difficultés scolaires doivent être considérées comme le signal de facteurs de risques, qui peuvent prendre d'autres directions plus tard – dont les toxicomanies les plus diverses.

Certains spécialistes de l'échec scolaire ont montré que le champ de la prévention primaire en ce domaine se présentait comme extrêmement étendu, mais aussi plein de pièges. Ils ont montré que, comme pour les toxicomanies, on ne pouvait envisager qu'un abord global du phénomène. Certains dénoncent les erreurs contenues dans les discours qui voudraient être destinés à la prévention de l'échec scolaire, en particulier au niveau d'une certaine forme d'information donnée sans discernement et dans toutes les directions ; on retrouve dans de telles critiques des termes tout à fait semblables aux nôtres lorsque nous nous opposons à une naïve et maladroite information sur la drogue.

L'opinion publique s'intéresse surtout à ce qui se passe en aval des moments où se sont constitués les facteurs de risques ; et les facteurs de risques eux-mêmes sont plutôt recherchés sous l'angle des réactions manifestes qui en découlent. La dimension imaginaire du problème est souvent laissée de côté ; il paraît trop inquiétant, pour l'adulte, qu'il soit parent ou enseignant, de s'engager dans la compréhension profonde des distorsions de la vie affective d'un sujet qui n'est capable de formuler sa plainte que sur le registre des comportements. L'échec scolaire ou la toxicomanie expriment l'idée que l'enfant se sent malheureux, par la faute des adultes. Il appartiendrait à ces derniers de « mieux faire », comme ils l'écrivent eux-mêmes si facilement sur les livrets scolaires de leurs élèves.

L'école, affaire de tous

L'instauration progressive, chez l'enfant puis chez l'adolescent, d'une personnalité affectivement autonome et acceptant d'affronter les multiples réalités de la vie, ne peut résulter que d'une cohésion positive et chaleureuse des cibles identificatoires proposées par les adultes, que ce soit dans la famille ou à l'école, au collège, au lycée et souvent beaucoup plus tard, dans la poursuite d'un enseignement dit « supérieur ». On sait en effet depuis longtemps que la maturité et l'autonomie affectives se trouvent sensiblement retardées chez l'étudiant du fait de sa dépendance envers les enseignants, et souvent envers les parents ou toute autre forme de tutelle.

Pour assurer une protection immédiate contre l'échec scolaire et ses effets plus tardifs, l'enseignement ne doit se voir ni coupé de la famille, ni coupé de la vie. Une telle remarque peut paraître bien banale; elle revêt cependant une très grande importance quand on constate que l'échec scolaire, puis les difficultés qui lui succèdent, relèvent tout autant d'une éventuelle pathologie familiale et collective que d'une éventuelle pathologie individuelle. Il devient donc, par voie de conséquence, nécessaire que l'école détecte et cherche à prévenir assez tôt une déficience des environnements familiaux ou sociaux de l'enfant, comme il appartient aux parents de demeurer attentifs à ce qui se passe à l'école. Chacun, à son niveau, ne peut se contenter d'accuser les autres, pour se déculpabiliser; il en est rigoureusement de même dans les prédispositions aux toxicomanies; il revient à la famille et, à un certain degré, à l'environnement social et politique, d'envisager des actions propres à rendre les efforts éducatifs mieux adaptés aux cas particuliers ou collectifs d'échecs dont ils ont, eux aussi, la responsabilité.

C'est ainsi uniquement qu'on pourra espérer éviter non seulement les conséquences immédiates de l'échec scolaire, mais aussi les répercussions ultérieures de cet échec sous la forme d'une toxicomanie, d'une marginalisation, d'une délinquance ou d'un suicide.

Il y a lieu par ailleurs d'insister sur le rôle préventif que peut jouer l'école, du fait que l'échec scolaire replacé au centre de l'évolution de la vie relationnelle et affective de l'enfant permet de détecter assez précocement une tendance psychopathologique plus ou moins sérieuse; on peut espérer enrayer ainsi à temps, et dans des conditions favorables, une évolution dépressive ou névrotique, voire une évolution psychotique, ce qui s'avère particulièrement important pour l'avenir. Or nous savons que les évolutions psychopathologiques demeurées larvées font le lit de manifestations comportementales comme les pharmacodépendances, parmi bien d'autres désordres relationnels possibles.

Modèles pour un imaginaire positif

On s'intéresse beaucoup à l'heure actuelle aux aspects manifestes des échecs scolaires, en particulier dans le domaine de l'écriture. On semble moins pressé d'explorer les niveaux les plus profonds, où se situent les facteurs de risques les plus généraux.

On parle facilement des échecs à l'école primaire. Dans l'enseignement secondaire, on commence à prendre au sérieux les problèmes relationnels et affectifs liés à un échec; mais on conserve une tendance à vouloir sanctionner par des mesures répressives les imperfections de jeunes qui sont surtout tributaires de difficultés affectives pour se prendre en charge. On répétera la même erreur pour ceux qui deviendront toxicomanes.

Mises à part les situations qui impliquent les intérêts politiques ou économiques des adultes, on ne s'intéresse que trop rarement à l'absence d'encadrements psycho-affectifs suffisants au sein des universités où les étudiants ne disposent pour « cibles identificatoires » que de modèles incertains, soit que les enseignants donnent d'eux-mêmes une image physique, vestimentaire, comportementale ou scientifique peu reluisante, soit, quand il s'agit de professeurs célèbres, qu'ils demeurent distants, inaccessibles, et ne cherchant qu'à s'échapper pour rejoindre des espaces considérés comme moins menaçants et plus gratifiants. La frénésie de travail à laquelle s'adonnent certains d'entre eux peut d'ailleurs apparaître comme une défense contre leur angoisse dépressive; ce qui constitue pour l'observateur un modèle évident de comportement de dépendance.

On ne pourra s'étonner ensuite que des jeunes rejettent radicalement de tels exemples tout en les imitant négativement sous la forme d'une autre dépendance : drogue, alcool, ou agitation prenant une excuse politique ou idéologique.

Promouvoir une « pédagogie de la réussite » comme l'ont évoqué certains auteurs, relève d'une attitude plus positive. Il est important en effet pour l'enfant, l'adolescent ou le post-adolescent de parvenir à se faire une représentation non seulement réconfortante mais agréable de l'enseignant qu'il a en face de lui; de le considérer comme un adulte avec lequel on aura plaisir à faire un bout de chemin; d'envisager, à partir de la représentation imaginaire sus-citée, où peut conduire la route que chacun anticipe dans son désir et qui demeure toujours originale, selon son genre de personnalité propre.

La santé de l'imaginaire

Les enquêtes épidémiologiques nous montrent la fréquence des carences du fonctionnement mental imaginaire repérable chez les sujets devenus fortement dépendants.

L'éducation pour la santé, l'éducation tout court, passe par l'encouragement de l'activité imaginaire.

La fonction imaginaire représente une activité essentielle pour l'être humain et indispensable à son développement affectif. Imaginer, c'est être capable d'engendrer des fantasmes, des rêveries diverses et des rêves, qui « mettent en images » de façon très vivante sa place et sa manière d'être en représentation dans le monde, de même que les modèles de ses échanges avec les autres.

L'imaginaire constitue un moyen affectif et personnel de mettre en relation productive ce qu'on appelle le registre du symbolique (c'est-à-dire les acquis de la culture commune imprimés en chacun de nous indépendamment de notre situation sociale, économique ou intellectuelle) avec la réalité quotidienne, du moins telle que nous la concevons.

Cet imaginaire fonctionne plus ou moins bien. Sa « bonne santé » nous permet d'assumer correctement les acquis du groupe socioculturel auquel nous appartenons, sans nous voir écrasés par une action trop intrusive ou trop impérative des facteurs extérieurs.

L'enfant en échec scolaire, comme le toxicomane qu'il peut devenir, souffre d'une difficulté, d'une faiblesse du fonctionnement imaginaire; il ne peut construire facilement de « beaux rêves », ni le jour, ni la nuit; il ne peut se constituer une représentation assez rassurante de lui-même, ni une idée assez chaleureuse et agréable des relations pouvant être entretenues avec les autres.

Un potentiel de rêverie suffisant lui permettrait de ne pas être débordé par des éléments de réalité considérés comme purement extérieurs et sans médiation personnelle, de ne pas se sentir envahi par les idées des autres.

Le toxicomane représente donc un cas particulier, parmi d'autres situations très semblables, de carence du fonctionnement imaginaire. L'idée pessimiste que le toxicomane se fait de lui-même et l'importance accordée aux effets de l'entourage sur l'intérieur du sujet, conduisent à une demande de rétablissement artificiel de la satisfaction des désirs; c'est là le seul moyen qui est envisagé pour satisfaire le besoin et éviter ainsi une sensation insupportable qu'on appelle le « manque »; le manque essentiel résulte en fait d'une carence imaginaire de satisfaction, remontant à l'enfance.

La famille joue un rôle primordial dans l'établissement d'un tel facteur de risques. Ne plus raconter à l'enfant de beaux contes, le laisser s'ennuyer, seul, devant une bande dessinée, ou devant un dessin animé télévisé pratiquement sans effet stimulateur, sans aucune sollicitation à la rêverie, c'est réduire très tôt les capacités imaginaires d'un enfant.

L'actuelle frénésie de l'informatique rive très tôt l'enfant à la machine, à l'appareil qui induit à ne plus rêver; le culte de la machine et de la technique va réduire les activités psychiques au fonctionnel, aux procédés magiques, aux mécanismes, au langage binaire, à une abstraction « à blanc », qui ne partira plus des fondements symboliques.

L'école participe à cette frénésie sous le prétexte de ne pas rester en retard sur « ce qui se fait ailleurs », ou par peur de ne pas aller dans le sens des désirs des familles, et d'un public faisant toute confiance aux robots pour faciliter l'avenir de l'humanité. Heureusement la machine s'est elle-même enrayée dans ses mécanismes à prétention d'autosuffisance; certaines difficultés, affirmées comme techniques, ont réduit l'expansion de cette nouvelle invasion barbare des petits automates électroniques dans les classes.

Il serait préférable que ce ralentissement soit fondé sur un esprit de mesure, sur une sage réflexion, concernant les dangers des massacres opérés sur l'imaginaire des enfants par une prétention à la mécanisation systématique de nos opérations mentales. Les questions soulevées à ce sujet par les ouvrages de Neil Postman nous éclairent beaucoup sur les conséquences de ce genre d'illusions.

Les enseignants eux-mêmes, tout autant ceux qui se veulent libéraux que ceux qui sont connus pour leurs opinions très traditionnelles, sacrifient à la « mécanique », à la « technique », dans leur propre façon de penser et d'agir. Devant une dyslexie ou une difficulté du langage, on se précipite chez le rééducateur suréquipé d'appareils et de techniques supposées radicales, sans tenir compte des difficultés affectives et imaginaires d'un enfant et des nombreuses catégories dans lesquelles peuvent se voir rangés ces genres de difficultés. Placer par exemple la formation des rééducateurs sous la seule autorité de techniciens très compétents par ailleurs dans leurs domaines propres, témoigne d'une erreur conceptuelle de base dont l'enfant fera les frais plus tard.

On retrouve l'accumulation d'erreurs éducatives de cet ordre dans les antécédents du toxicomane. Je viens de voir tout récemment un garçon qu'une école m'envoyait pour que je « mesure » ses capacités intellectuelles à l'aide de moyens techniques appropriés dont j'étais supposé détenteur, car il avait été surpris en train de fumer du haschich.

Quoi qu'il en soit, les crédits accordés aux machines et aux techniques dans ce que l'on présente comme une réforme nécessaire hypothèquent lourdement le financement de toute politique de prévention.

L'enfant qui apprend à lire et à écrire n'est pas réductible à un ensemble de neurones programmables comme le serait la disquette d'un ordinateur; on ne peut y introduire des données récupérables ensuite par simple restitution de l'information reçue; de même que le toxicomane ne saurait être conçu comme un ensemble de neurones se contentant d'enregistrer les effets produits par la molécule toxique puis de rechercher passivement la répétition des mêmes effets auprès de la même molécule.

Il existe, bien sûr, des perturbations neurologiques à la base d'un certain nombre de difficultés pouvant être rencontrées dans les apprentissages; mais la plupart du temps, l'enfant qui a vraiment envie de lire ou d'écrire, et qui anticipe le plaisir de lire et d'écrire en face de parents ou de maîtres qui ont vraiment plaisir à lui faciliter l'acquisition des éléments relationnels essentiels que représentent la lecture et l'écriture, cet enfant-là ne connaîtra pas l'échec dans ses premiers apprentissages; un cadre éducatif chaleureux conduit plus tard à des situations où, de toute évidence, l'adolescent ou le post-adolescent a véritablement acquis le goût de vivre et d'anticiper le plaisir de vivre en

adulte, selon ses propres voies; il ne deviendra pas toxicomane.

J'ai connu dans le sud de la France une infirmière qui
avait travaillé pendant dix ans dans un centre de soins
pour toxicomanes. Lassée de l'aspect très éprouvant de
son travail strictement curatif, mais fidèle à une vocation
de prévention qu'elle avait pu élaborer à partir de sa
pratique, Éliane décide de devenir institutrice. Son mari
est déjà instituteur depuis quelques années; elle a donc
une idée et des intérêts et des difficultés de ce métier.
Elle prépare le concours d'entrée à l'École normale et est
acceptée, mais avec un délai d'une année pendant laquelle
elle est engagée comme « remplaçante ». On lui confie un
poste pour toute l'année scolaire dans l'école d'un village
situé près d'un grand complexe industriel. A son arrivée,
le directeur se contente de lui dire : « Voici votre classe,
bon travail. » Éliane demande ce qu'elle doit faire; on lui
répond : « Comme Mme Dubois que vous remplacez; les
élèves vous expliqueront. » Les élèves lui expliquent en
effet que Mme Dubois avait délibérément supprimé de
son enseignement l'histoire (cela ne lui plaît pas), la
gymnastique (il fait trop froid dehors) et les activités
d'éveil (ça ne sert à rien). Ce qu'on n'avait pas eu besoin
de lui dire et dont Éliane s'est rendu compte au premier
coup d'œil, c'est que sa classe de CE1 était composée de
32 élèves dont 19 Maghrébins plus âgés que les autres,
3 Turcs, 1 Malien, 4 Portugais et seulement 5 natifs du
lieu. Ces enfants, pour la plupart, n'étaient nullement
stimulés par leur famille, ni tempérés dans leurs élans
violents par leur milieu naturel. A l'école, ils avaient appris
de Mme Dubois à ne rien considérer comme intéressant.
Il n'y avait donc rien d'étonnant à ce qu'ils se réfugient,
à la fois faute de mieux et pour se défendre, dans des
jeux violents, des bagarres souvent entre sous-groupes
n'ayant à mettre en commun que leur pauvreté imaginaire
et leurs élans agressifs.

Le directeur de l'école à laquelle je fais allusion n'était

pas un mauvais homme, mais il se sentait dépassé par les conflits qui régnaient dans son école. Éliane ne possédait aucune expérience pédagogique; personne ne se croyait en mesure de l'aider. Cependant, par bonne volonté comme par expérience ancienne des situations difficiles, elle va tenter d'intéresser ses élèves à ce qu'ils ont à envisager ensemble. Que se passera-t-il par la suite pour ces jeunes qui accumulent tous les facteurs de risques prédisposant à la toxicomanie, à la violence, à la délinquance, à la marginalité sous toutes ses formes?

L'imaginaire et la technique

Quelle nouvelle « réforme », si elle demeure purement technologique, pourra s'intéresser au mal profond de ces classes où se dessine déjà le destin de tant d'individus? On n'a laissé à ces enfants aucune chance de développer assez tôt une activité imaginaire génératrice de désirs positifs, de plaisir à envisager la vie, même sous des aspects modestes, mais chaleureusement humains et vraiment personnalisés.

D'un bout à l'autre de la chaîne des interactions existant entre l'enfant, la famille et le système éducatif qui doivent conduire à la maturité et à l'indépendance affective, nous constatons l'importance de l'activité imaginaire et l'importance conjointe des attitudes éducatives qui à la fois auront encouragé le développement imaginaire et protégé le sujet contre les angoisses qu'il ne manque pas d'éprouver, au cours de ses successives prises de conscience de la profondeur et de l'étendue de ses désirs propres.

Si l'environnement familial et scolaire excite imprudemment l'imaginaire précoce de l'enfant sans lui apporter des moyens de maîtrise suffisants, l'enfant ne saura que faire de son fonctionnement imaginaire. Il se sent menacé par des constructions mentales inutilisables, aberrantes, voire délirantes. Nous avons reçu un matin, dans un dispensaire, une adolescente accompagnée de sa mère, qui nous la conduisait car elle engageait une dépendance à l'héroïne.

Cette adolescente était la fille de deux intellectuels surdoués et survoltés ayant surstimulé la vie fantasmatique de leur fille à partir de leurs œuvres « poétiques » ou des productions les plus insolites de leurs compagnons de débauche à prétention « artistique » et « créatrice »; il ne s'agissait en fait que de productions agressives destinées à corrompre un imaginaire plus serein dans son expression, tel qu'il tentait de s'organiser chez l'adolescente.

Les parents de cette jeune fille n'étaient pas en mesure d'apporter une sécurité affective suffisante ni la moindre marque d'une tendresse toute simple qu'ils n'avaient eux-mêmes jamais connue.

Nous nous trouvons là devant une forme très pernicieuse de massacre de l'imaginaire de l'enfant, assez fréquent dans les milieux adultes attirés par la cocaïne. Dans le cas dont je parle, l'école avait pris le relais des parents en survalorisant également des facilités d'écriture évidentes chez cette élève, mais de plus en plus désinsérées du réel, jusqu'à devenir signe avant-coureur de formations vraiment délirantes, passant sur le registre du comportement et aboutissant à des désordres dans la vie quotidienne d'abord, puis au recours à l'héroïne ensuite. L'école n'avait retenu que l'aspect « performance » de son talent littéraire, dans sa prématurité « technique », sans voir la détresse profonde que recouvrait, au niveau imaginaire lui-même, ce besoin du sujet de proposer « plus », faute de pouvoir clamer une déception intérieure de ne pas posséder « assez ».

Mais, le plus souvent, nous constatons une dévalorisation de l'imaginaire auprès de la famille ou de l'école, au profit d'opérations purement logiques et fonctionnelles, réduisant le fonctionnement humain à celui d'une mécanique, et rendant l'esprit esclave des automatismes de la plus récente machine à la mode.

Un couple de collègues me demandait de recevoir leur fils aîné de 18 ans. Celui-ci leur causait beaucoup d'inquiétudes car depuis quelque temps il ne parlait plus guère aux siens; il sortait avec n'importe qui, manifestait des colères à l'égard de ses parents, etc. Le tableau paraissait très sombre au père et à la mère en face des succès rencontrés avec un second fils plus jeune, devenu, pour la joie de ses parents et de ses maîtres qui l'encourageaient en ce sens, le champion de l'ordinateur. Quelle merveille! Ce garçon passait ses soirées et ses dimanches à taper sur son clavier, à résoudre des problèmes qui étonnaient ses professeurs et enthousiasmaient ses parents, tous deux scientifiques de bon niveau.

J'ai revu plusieurs fois le fils aîné, pour lequel on était venu me consulter, afin d'être certain de ne pas passer à côté d'une pharmacodépendance non avouée; j'ai constaté seulement une forme taciturne d'opposition aux exigences parentales, très fréquente à l'adolescence, et j'ai rassuré mes collègues.

Quatre ans plus tard, le père venait à nouveau me revoir. Sur les conseils de ses professeurs, le cadet avait été encouragé à sauter une classe puis à entrer très vite en formation préparatoire aux grandes écoles. Au cours de l'année scolaire, il avait été victime d'un accident assez sérieux; il était tombé d'un balcon, non pour mettre fin à ses jours, mais parce qu'il pensait être capable de voler, de posséder la technique des oiseaux. Il a paru un court moment délirant, mais on eut tôt fait de s'apercevoir qu'il était, avec quelques camarades, un habitué du LSD, dont le potentiel hallucinatoire est bien connu. Je formulais les conseils nécessaires à la suite des soins auprès d'un confrère compétent, mais je demandais, en plus, quelques nouvelles du frère aîné qui, lui seul, avait autrefois inquiété ses parents. Ma question a paru incongrue; on avait tout oublié; en effet, après des études estimées très banales, il avait pris une situation « sans éclats » (estime-t-on), et il venait tout simplement d'épouser une camarade (« sans intérêt » aux yeux de mon interlocuteur); on ne portait attention qu'aux performances perdues du « parfait-petit-électroni-cien » qu'était autrefois le cadet.

Le massacre de l'imaginaire va ainsi de pair avec la valorisation de techniques dotées du pouvoir illusoire de suppléer aux opérations mentalisées et aux aléas angoissants de l'affectivité. Les exemples et les pressions à ce sujet viennent des adultes; des parents et de l'école. Il ne serait pas juste d'accuser les parents de se fermer volontairement les yeux devant les exigences d'expressions affectives chez les enfants, ni de dénoncer une perversité allant dans le même sens chez les enseignants. Les uns et les autres se trouvent eux-mêmes victimes d'un mouvement régressif et dépressif présent dans notre culture; on cherche refuge dans une certaine absence de pensée qui accompagne malheureusement trop souvent les progrès des techniques, même les progrès les plus heureux en soi.

Une prévention primaire qui vise les conduites aberrantes du jeune adulte, au niveau des toxicomanies ou des comportements du même ordre, succédant très souvent à des échecs scolaires ou socio-professionnels bien repérés mais mal compris, doit passer d'abord par des choix de mode de pensée opérés chez les adultes et par une modification de l'attitude désinvolte trop fréquente chez ces adultes à l'égard des exigences légitimes de la vie affective et imaginaire. Il convient, à l'école comme dans la famille, de s'interroger sur les carences foncières dont nous souffrons à ce propos.

Chapitre 11

La violence et son usage

La notion de violence se voit étroitement associée à toutes les formes de toxicomanies, mais il n'est pas facile de déterminer si c'est la pharmacodépendance qui conduit à la violence ou, au contraire, si une violence plus profonde ferait le lit des toxicomanies les plus diverses.

D'un autre côté beaucoup de sujets pharmacodépendants tiennent à se déclarer non violents, et se présentent même comme des adeptes des mouvements qui prônent le pacifisme ou le retour à la nature.

Le comportement dénommé « violent » se trouve lié tout autant à la drogue qu'aux actes de délinquance les plus variés, aux conduites alcooliques ou tabagiques graves, aux tentatives de suicide, de même qu'à beaucoup de représentations « sexuelles », et à la forme de violence contre soi qui consiste aujourd'hui à refuser de se protéger contre les risques de sida, parfois très lié à certaines toxicomanies.

Le discours que nous tenons sur ce qu'on appelle, là encore un peu hâtivement et un peu trop globalement, « la violence » se présente lui-même comme très ambigu. Il nous incite souvent à répondre nous-mêmes par la violence à la violence que nous dénonçons chez les autres.

Nous avons tout intérêt, non seulement dans le cadre trop étroit des pharmacodépendances mais dans le souci d'une réflexion plus générale, à définir avec davantage de rigueur ce que nous devons appeler « violence », de manière à mieux différencier cette poussée instinctuelle particulière des comportements très variés auxquels elle participe. La violence authentique est repérable à de nombreux niveaux, biologique, psychologique, social et aussi bien sûr pathologique. On constate la présence de la violence un peu partout, chez les individus comme au sein des groupes d'individus; on la retrouve également à l'œuvre dans l'art ou la littérature, dans la presse, le cinéma ou la télévision. Il est donc tout à fait logique de rencontrer la violence en action au sein des comportements toxicomaniaques.

La violence chez un pharmacodépendant n'a souvent rien de spécifique des seules toxicomanies; il conviendrait de s'occuper de la nature des éléments violents sous-jacents qui ont conduit à la drogue plutôt que de demeurer trop longtemps fixé à l'épisode toxicomaniaque, irruption soudaine et non maîtrisable de la violence foncière, demeurée à l'état brut et puéril chez un sujet.

Violence et dépendances

Dans une lettre assez pressante, un ami chirurgien dans un hôpital du Nord me parle d'un de ses infirmiers devenu toxicomane, qu'il estime cependant beaucoup et qu'il voudrait aider. Il paraît difficile pour l'infirmier de consulter un spécialiste sur place car il tient au secret et mon ami me demande si je pourrais recevoir au moins une fois cet homme, afin de le conseiller utilement en vue d'une prise en charge que lui-même sollicite.

Deux jours après avoir pris connaissance de cette lettre, je reçois effectivement un appel téléphonique de l'infirmier et nous convenons d'un entretien, à Paris, la semaine suivante.

Je me trouve devant un athlète de 32 ans, Kurt, qui a été champion de France de lancement du javelot pendant son service militaire. Après avoir fréquenté un ami « qui se piquait » et touché lui-même à l'héroïne de façon intermittente, il en arrive maintenant et également de façon intermittente, à user d'un produit beaucoup plus puissant encore, dont il se procure facilement quelques ampoules dans l'hôpital où il travaille. Son chef de service l'ayant surpris, celui-ci a accepté de ne rien dire, à condition que Kurt se soigne. Afin de rechercher la solution la meilleure, le chirurgien lui a conseillé de me rencontrer sans attendre.

Je note tout d'abord la conjonction quelque peu insolite d'un produit très redoutable et d'une utilisation somme toute intermittente de ce produit. L'entretien va m'éclairer sur la nature des problèmes vraiment en cause dans ce cas qui n'a rien d'exceptionnel. J'ai effectivement rencontré nombre de cas du même ordre au cours de ma carrière.

Kurt est marié à une assistante sociale un peu plus âgée que lui, avec laquelle il ne s'entend pas du tout. Le couple a deux enfants que l'épouse laisse élever par ses propres parents; ceux-ci n'ont jamais approuvé le mariage de leur fille avec Kurt, fils d'étrangers assez méprisés dans le pays où ils tenaient une boutique de brocante fort crasseuse et à la réputation équivoque. On y avait vu souvent les gendarmes. Malgré deux salaires raisonnables, Kurt et son épouse sont criblés de dettes; ils en veulent au monde entier qu'ils accusent de les avoir contraints à une situation précaire. Kurt lui-même a l'impression de ne pas pouvoir « faire surface », selon son expression. Il en est venu à la drogue dans un double mouvement de détresse et de colère à la fois; c'est au moment où la colère l'emporte sur la détresse qu'il va dérober une ampoule.

Il est facile de nous rendre compte, comme son chef de service l'avait pressenti, que, chez Kurt, la drogue ne joue qu'un rôle accessoire; nous n'avons aucun intérêt à traiter Kurt comme s'il s'agissait d'un sujet appartenant à une catégorie pathologique nouvelle, apparue après 1968 et que nous appellerions « toxicomanie ». Kurt est avant tout un immature, comme nous en avons connu beaucoup d'autres, sous des symptomatologies différentes, bien avant 1968. Sujet mal structuré, cherchant sa voie et d'abord ses moyens de survivre affectivement, son système de pensée est demeuré dominé, comme chez le petit enfant, par une violence naturelle encore mal intégrée au sein de courants relationnels plus adultes, capables de déboucher à la fois sur la tendresse et la créativité.

Les colères de Kurt constituent une tentative de révolte contre des parents qui eux-mêmes l'excitaient contre la société; cette révolte se voyait étendue à une révolte contre son épouse, contre ses beaux-parents, et même contre ses propres enfants qu'il accuse de faire le jeu de son épouse et des parents de celle-ci. Kurt s'estime délaissé et même menacé par ces cinq personnages comme il s'est senti délaissé et menacé par ses parents autrefois. Tout se passe comme si, pour survivre aux trop fortes menaces émanant des autres, Kurt n'avait à sa disposition que deux solutions : les éliminer ou s'éliminer lui-même. La prise d'un toxique qu'il sait être redoutable répond à cette double fonction violente, tournée à la fois contre les autres et contre lui-même, en laissant au destin le soin de déterminer quelle sera l'issue de sa colère.

Le plus important était sans aucun doute de soigner cette dérivation de la violence naturelle plutôt que de ne se fixer que sur les symptômes les plus évidents, c'est-à-dire la prise de stupéfiant.

J'ai revu Kurt à deux reprises dans le mois qui a suivi et il accepta volontiers de chercher à faire, grâce à une psychothérapie, un peu plus de clarté en lui sur les motifs de ses comportements. Il y était préparé par ma démonstration que sa violence ne comportait aucune méchanceté réelle, mais qu'il cherchait plutôt à se protéger, avec le risque en plus de se punir de fautes qu'il ne désirait nullement commettre.

Un psychanalyste d'une ville voisine de la sienne a pu prendre assez vite Kurt en psychothérapie, avec toutes les garanties de discrétion nécessaire. La consommation du produit toxique a rapidement cessé, dès que la violence foncière a pu mieux s'expliciter. Mais nous ne pouvions en rester là; la suite de la cure, c'est-à-dire sa plus longue partie, a traité les tendances dépressives du sujet. Il aurait été impossible d'y parvenir sans être préalablement passé par une meilleure négociation de la violence naturelle, jusque-là vitale pour Kurt, et maintenue à un niveau à la fois insupportable et inutilisable.

Violence et agressivité

Dans le langage courant, on utilise trop souvent le terme de « violence » pour désigner des comportements correspondant à des exactions d'ordre en réalité agressif, qui sont dirigées perfidement par un individu ou un groupe d'individus sur un autre individu ou sur un autre groupe d'individus dans le but de leur nuire. On se verrait d'ailleurs enclin soi-même à réagir avec violence face aux individus ou aux groupes d'individus dits « violents », comme des sortes de monstres, d'anormaux, de malades ou de pervers. Ce quiproquo n'est que trop évident dans la façon dont on considère généralement les toxicomanes.

Le psychopathologue ne peut que s'élever contre une telle façon de voir. La compréhension de ce qui se passe dans l'esprit des différentes catégories de toxicomanes qu'on rencontre, et notre besoin de concevoir une prévention primaire vraiment efficace, doivent nous inciter tout d'abord à mieux distinguer la violence et l'agressivité. Cet effort nous évitera, sans doute, de partir en guerre contre des phénomènes superficiels qu'il est certes légitime de prendre en compte, mais sans limiter nos investigations à un niveau seulement apparent.

La présence d'éléments violents chez un individu, quel que soit son âge, ne constitue pas en soi le signe d'une atteinte morbide. Tout enfant vient au monde avec un potentiel violent fondamental et naturel, qu'on ne saurait nier ni réprimer en tant que tel. Le seul problème posé en cas de persistance d'une trop grande quantité de violence latente c'est celui de la négociation, d'une façon positive ou négative, de cet excès de potentiel violent résiduel car mal intégré.

En 1977 le Rapport Peyrefitte a étudié la violence sous

les différents aspects où elle se présente au sein de notre société. L'accent a été mis, du point de vue psychologique, sur les relations existant entre le sujet violent et ses environnements, la punition elle-même pouvant apparaître comme un facteur de violence. La violence s'explique par une réaction contre la passivité et la dépendance, trop fréquentes dans la jeunesse actuelle, et par une impulsivité traduisant l'incapacité d'intégrer les interdits.

La pharmacodépendance est conçue, dans ce rapport, comme un épiphénomène personnel et social tout à fait corrélatif des issues apportées aux problèmes concernant la violence.

On admet aujourd'hui que la violence est une disposition universelle, présente chez tous les humains depuis leur naissance. Il convient de ne pas confondre la violence humaine, naturelle, avec l'agressivité qui, elle, apparaît plus tardivement et se fonde sur une attitude beaucoup plus complexe aboutissant à une véritable jouissance à faire mal; la violence ne va pas jusque-là; il s'agit d'une réaction brutale, de pure défense, sans aucun plaisir. Freud nous a certainement entraînés dans la voie d'une confusion dommageable pour l'étude des sujets encore immatures, toxicomanes ou autres, qui font preuve de violence davantage que d'agressivité. Qu'on se déclare favorable ou non à l'ensemble de la doctrine psychanalytique, la théorie freudienne de l'Œdipe constitue actuellement le fondement de notre compréhension de l'évolution de l'affectivité chez l'enfant; or cette théorie, qui ne comprend aucune erreur essentielle, comporte cependant une lacune importante. Freud fait comme s'il ignorait que le mythe (qu'il a déclaré lui-même et à juste titre universel) commençait sur le mont Cythéron par un essai de mise à mort d'Œdipe par ses parents, avant de se poursuivre par la lutte d'Œdipe contre la survie, trop angoissante pour lui, de ces mêmes parents. Là où le texte du drame de Sophocle rend compte fidèlement du mythe, avec tout ce qui précède la déviation sociale de la violence, Freud, pour des raisons probablement en rapport avec ce qu'il nous a caché de sa petite enfance, ne commence à étudier l'évolution de l'enfant qu'à partir du moment qui correspond, pour Œdipe, au meurtre du père, Laïos, et au mariage avec la mère, Jocaste.

La violence proprement dite constitue un instinct fondamental, commun à tous les êtres vivants, plus primitif dans sa mise en œuvre que l'instinct sexuel et qui n'implique encore aucune agressivité véritablement érotisée.

« Œdipe » et la drogue

J'ai toujours été porté à sourire devant les développements théoriques téméraires qui entendent définir une forme de fonctionnement affectif propre à tous les toxicomanes et qui prétendent reconnaître, dans une telle forme de fonctionnement, à tout coup le résultat d'un conflit génital et œdipien particulièrement aigu. Cette façon de voir l'ensemble des toxicomanes me paraît totalement erronée.

Il n'y a pas lieu de s'étonner de la précarité des résultats de traitements basés sur une erreur de départ difficile à rectifier par la suite. La plupart des toxicomanes actuels ne correspondent plus aux catégories névrotiques classiques auxquelles appartenaient les intellectuels du début du siècle dont la pharmacodépendance était connue et assez bien tolérée. De nos jours, les insuffisances narcissiques et les débordements de la violence primitive jouent un rôle beaucoup plus conséquent que la sexualité dans les difficultés qui peuvent conduire à la drogue. C'est à ce niveau qu'il convient de faire porter nos réflexions, notre écoute et notre action thérapeutique.

La violence innée vise à la survie de l'individu ou du groupe auquel il appartient. Il s'agit donc d'une forme d'instinct de conservation, ou mieux, d'une forme de vitalité. Aucun organisme ne peut survivre s'il n'est pas à même de manifester assez de violence.

La violence n'est donc, en soi, ni bonne ni mauvaise. Ce qui compte c'est l'usage qui va en être fait par l'enfant puis par l'adolescent dans les choix qui vont déterminer ensuite le sens d'une existence d'adulte.

L'évolution heureuse de la violence humaine innée conduit à un investissement progressif de son énergie au sein des forces d'amour et de créativité qui vont s'éveiller peu à peu chez l'enfant. On pourrait donc dire que dans une évolution de modèle idéal il conviendrait de voir l'instinct violent naturel de base, entièrement intégré au service des instincts sexuels pleinement développés eux-mêmes, de manière à utiliser de façon très positive et très créatrice la totalité de l'énergie ainsi récupérée. Il s'agit bien sûr d'une hypothèse qui ne se réalise jamais complètement.

L'expérience clinique nous montre qu'une certaine quantité de violence primitive demeure non intégrée, mal gérée par la libido, et peut à tout moment resurgir dans des attitudes ou des actions en apparence destructrices; mais ces comportements sont surtout destinés, dans l'esprit du sujet, à assurer une protection en tenant l'autre à distance de façon sommairement brutale, pouvant aller jusqu'à l'éliminer; le but de la violence n'est jamais de prendre plaisir à nuire à l'autre, mais de se protéger seulement contre lui; or l'environnement, en particulier l'environnement du toxicomane dans la cité, supporte mal cette violence qui lui est faite et n'a pas le loisir d'en comprendre les raisons.

Violence familiale

Je me suis trouvé sollicité, il y a quelques années, par les membres d'une famille qui ne pouvaient plus supporter les exactions successives d'une fille de 19 ans; ils se présentaient à moi comme vraiment persécutés par les comportements qu'ils dénommaient « agressifs » de leur fille. La dernière trouvaille de Céline pour « agresser » ses parents, a pris la forme d'une dépendance progressive aux barbituriques.

Une pharmacodépendance aux barbituriques n'est jamais une toxicomanie légère car elle déclenche assez vite des réactions somatiques dont la réversibilité n'est pas rapide et dont la cure nécessite des aménagements progressifs et prudents.

Il est logique de reconnaître les effets assez graves qu'un produit peut avoir sur un organisme et il est nécessaire aussi de tenir compte de ces effets dans une prise en charge d'urgence; mais ce constat ne nous autorise en rien à tomber dans la répétition d'un discours trop facile sur les pharmacodépendances nous portant à considérer la consommation de toxiques comme la cause profonde et originelle des dégâts plus tardivement constatés en surface.

Me gardant bien de donner aux parents de Céline les réponses catégoriques qu'ils sollicitent, je demande un peu de temps pour me faire une idée plus générale et plus complète de la situation qui, de toute façon, semble impliquer tout autant la famille que l'intéressée elle-même.

Une certaine violence règne au sein de cette famille qui s'affirme comme très exigeante, très interdictrice, très perfectionniste. Les trois aînés ont fait, ou poursuivent, de brillantes études mais ils ont quitté très tôt la famille, sur leur demande, et le mariage de la fille aînée avec un Éthiopien, le choix de vie du second au sein d'un groupe bouddhiste comme les successifs accidents de moto du troisième ont été vécus par les parents comme des signes assez évidents de violence de leurs enfants à leur égard.

Dès que je peux recevoir Céline, je n'entends pratiquement parler que du climat de violence que les parents faisaient régner dans la famille, tout autant entre eux qu'à l'égard de leurs enfants.

Céline était celle qui s'était le plus tôt révoltée contre la violence parentale, vécue par elle comme une menace non seulement pour son indépendance mais pour sa personnalité tout entière, pour sa sécurité même. Elle se souvient d'avoir été épouvantée autrefois par les colères tant du père que de la mère. Elle ne serait devenue propre que très tardivement; elle aurait connu un certain retard à la marche; elle aurait eu peur de tomber; elle aurait présenté un retard considérable pour parler correctement, comme si elle avait craint d'engager trop tôt un dialogue envisagé comme persécutoire; elle a commencé à s'opposer plus directement à ses parents à travers une scolarité déplorable; elle demanda alors à être mise en pension, ce que les parents acceptèrent en l'accusant de les ruiner. Cette période d'internat en Savoie reste pour elle un de ses plus agréables souvenirs; cependant les vacances devenaient chaque année l'occasion d'échanges réciproques particulièrement violents avec les parents. Cette violence s'affirmait, du côté des parents, par des exigences très exagérées, des reproches incessants et des interdits sans nuances sur les registres les plus variés. Pour sa part Céline reconnaît qu'en matière d'échanges de violence, elle ne restait pas en retard sur ses parents : couchée très tard dans la nuit, malgré l'interdiction de sortir le soir, elle se levait plus tard dans la matinée, ce qui gênait l'organisation domestique du ménage; elle n'arrivait jamais à l'heure aux repas; quant aux objets, précieux ou non, qu'elle cassait ou détériorait, Céline estime que le nombre de ces « accidents » dépassait de beaucoup ce que des parents normaux auraient été en mesure de supporter en l'attribuant à la simple maladresse, – à plus forte raison ses parents à elle qui ne supportaient rien.

Quand on cherche à en savoir davantage sur ces échanges de violences on s'aperçoit vite que Céline n'accuse nullement ses parents de sadisme, ni d'agressivité proprement dite; il n'est nullement question de sévismes pernicieux, comme ceux dont les descriptions foisonnent dans les écrits de la comtesse de Ségur ou dans les aventures de David Copperfield; les parents ne prenaient aucun plaisir dans leur colère; ils éprouvaient seulement un besoin de manifester ainsi leur crainte de perdre toute autorité, toute puissance à l'égard de Céline et de se voir menacés par elle. Quant à elle, la crainte de ses parents et ses réactions violentes ne lui apportaient aucune satisfaction, à la différence d'une enfant vraiment agressive. On peut dire, dans le fond, que c'est sur un sentiment de faiblesse réciproque, entraînant des réactions de violence purement défensive, que s'est établie la pharmacodépendance de Céline.

Céline avait utilisé très tôt des barbituriques sur l'ordonnance d'un pédiatre qui la soignait « pour les nerfs », à la demande des parents. Cela la forçait à dormir contre son gré.

On lui en prescrivit plus tard à l'occasion d'une grippe; elle trouva ces produits agréables, non pas tellement à cause de leur action propre mais parce qu'elle se trouvait alors hors de portée de ses parents; elle continua donc à en prendre, en en dérobant dans la pharmacie très pourvue de sa famille.

A la fin de sa période de pension, Céline revint vivre chez ses parents, sans avoir terminé ses études; elle restait inactive et violente. Les mêmes envies de s'isoler la conduisirent à utiliser à nouveau des barbituriques; elle en obtenait d'un cousin qui croyait lui rendre service, employé dans une pharmacie importante, où les comptes étaient assez mal tenus.

Le cas de Céline illustre très bien la façon dont on peut devenir toxicomane : l'action spécifique du produit n'est pas recherchée comme un plaisir en soi; c'est plutôt une façon de s'opposer, de se situer « ailleurs » que dans un environnement naturel perçu comme insupportable, de vivre sa violence dans un acte qui déplace le sens même de cet acte et comprend du même coup un caractère autopunitif faisant partie aussi des aléas de la violence, retournée alors contre soi-même.

On insiste sans doute, dans le public, beaucoup trop sur le plaisir intrinsèque retiré d'une prise ou d'une injection. C'est ·comme si nous parlions à la place du toxicomane, par projection sur lui d'un de nos propres fantasmes de toute-puissance magique et extérieure attribuée à un produit que, nous, nous n'aurions pas encore réussi à trouver, ou que nous n'espérerions plus être en mesure de trouver ou que nous n'oserions pas nous procurer.

Le produit a pour action première d'entraîner la rupture avec le modèle de la relation ancienne devenue objet de révolte, ou au minimum de lassitude et de déception. Il existe très souvent une base de violence diffuse au début d'une intoxication; nous constatons la présence de ce mode d'induction violente dans le cas de Céline.

L'usage de la violence est facilité par l'usage du produit. Le produit permet de vivre la violence sans que celle-ci soit apparente et cette manifestation détournée de violence cherche à tirer sa justification d'une action chimique extérieure et fortuite attribuée au produit; cela évite de prendre la responsabilité des contenus imaginaires violents ayant motivé les premières prises.

Par la suite, le problème se pose de façon différente. L'expérience d'une satisfaction de la violence, réalisée grâce au produit, est en même temps déplacée sur ce produit, auquel on attribue la responsabilité du comportement du sujet : le voici coupable de « drogue » et non plus de violence, l'environnement trouvant son intérêt à accepter ce leurre.

Constitution d'une dépendance

La rencontre avec un produit toxique, quelle qu'en soit la nature, ne donne lieu à accrochage à ce produit que s'il existe préalablement chez le sujet des facteurs de risques plus généraux dont j'ai déjà parlé au cours des chapitres précédents; au premier rang de ces facteurs de risques il nous faut connaître le rôle important joué par une violence naturelle infantile mal négociée et mal « élaborée » jusque-là.

Les premières opérations de consommation ne comportent encore aucune expérience de satisfaction vraiment spécifique retirée du produit utilisé. Les premières prises apparaissent comme en grande partie motivées par un besoin d'exprimer une violence à l'égard de l'environnement. Il s'agit d'alerter l'environnement et de l'exclure en même temps, de le rendre impuissant et coupable.

Cette forme de satisfaction accordée à l'instinct violent

infantile est due à des réussites narcissiques que le sujet a rarement atteint jusque-là. Dans ses premiers contacts avec la drogue, le sujet parvient souvent à une sorte d'extase narcissique, de toute-puissance, souhaitée depuis longtemps mais jamais obtenue auparavant.

Cette satisfaction narcissique, bien qu'obtenue dans des conditions fort spécieuses, se voit enregistrée dans l'imaginaire du sujet comme une expérience extrêmement heureuse qu'il s'agit de renouveler. Ainsi s'organise une dépendance.

Tout ce qui s'opposera à cette répétition de la satisfaction va aussitôt donner naissance au sentiment de manque, maillon essentiel de toute dépendance.

Le manque dont il est réellement question, au début d'une pharmacodépendance, n'est que rarement un manque déjà fixé sur le produit lui-même; il s'agit plutôt du manque de la possibilité de répéter, tout de suite et n'importe comment, l'expérience récente de satisfaction de la violence foncière.

Au fur et à mesure que la satisfaction du besoin ainsi créé sur le registre violent se répète dans l'acte qui implique le produit, ce dernier va prendre progressivement une place qui lui sera biologiquement propre, et parviendra peu à peu à se superposer au vécu imaginaire initial puis à le supplanter.

C'est à ce moment seulement que nous nous trouvons affrontés à une véritable pharmacodépendance réclamant un traitement tenant compte de l'importance du rôle joué de façon plus spécifique par la problématique chimique, mais cette importance n'est jamais initiale ni absolue.

Cette façon de voir les choses en s'appuyant sur l'évolution psychodynamique du sujet qui va choisir la solution toxicomaniaque conduit à plusieurs niveaux de réflexion.

Nous ne pouvons négliger tout d'abord l'importance des facteurs de risques de nature affective et relationnelle présents chez le sujet, et repérables, avant de déboucher sur un passage à l'acte déplorable.

Parmi ces facteurs de risques, la présence d'une partie

importante de la violence naturelle infantile, demeurée mal négociée jusque-là, constitue un élément défavorable de tout premier ordre.

Nous pouvons remarquer enfin que les mêmes genres de facteurs de risques, émanant d'une violence naturelle non négociée, ou le même besoin d'une victoire narcissique et violente remportée sur l'invironnement ne sont pas spécifiques de la toxicomanie, puisqu'ils se retrouvent, de façon tout à fait parallèle, dans d'autres comportements fréquents chez les jeunes, traduisant un besoin d'extériorisation de la violence encore inutilisée, sans toutefois atteindre encore un degré de perversité vraiment agressive.

Nous pourrions conclure sur la nécessité curative et surtout préventive de porter une meilleure attention, et plus précoce, aux désordres engendrés par une négociation insuffisante de l'instinct violent naturel, dès l'enfance ainsi qu'à l'adolescence, quand il en est temps encore. Même devant une pharmacodépendance ancienne, ce facteur, omniprésent dans tout désordre affectif grave, doit être considéré comme un élément incontournable lors de toute prise en charge.

Chapitre 12

L'image du toxicomane

La représentation que l'on se fait du toxicomane n'est pas sans conséquence sur la façon dont nous entretenons les mythes autour de « la toxicomanie ». Cette représentation prend davantage en compte les détériorations subies à des registres divers, après un usage plus ou moins prolongé d'un toxique, que les points faibles de la personnalité propre du sujet, existant avant son contact avec le produit. Or les points faibles initiaux représentent les principaux facteurs de risques qu'il serait nécessaire de reconnaître à temps, au cours de l'enfance ou de l'adolescence, pour éviter au sujet de sombrer dans une pharmacodépendance tout autant que dans des difficultés, prenant des formes différentes, mais très parallèles, dans leur origine comme par leur gravité, pour l'avenir du comportement personnel et social des sujets menacés.

Plus l'image que le public se fait du sujet devenu pharmacodépendant se limitera aux aspects évidents de l'action secondaire du produit, plus on sera tenté de « jeter l'enfant avec l'eau du bain »; c'est-à-dire qu'en cherchant avant tout à se débarrasser d'un produit reconnu à juste titre comme néfaste, on va évacuer sans s'en rendre compte toute prise en considération des difficultés antérieures. Ces difficultés définissaient pourtant un modèle particulier de personnalité, existant avant la consommation de toxique; elles continueront à dominer même après une désintoxication, si aucune remise en ordre de la personnalité ne l'a accompagnée et suivie. Or il ne s'agit nullement d'un modèle de personnalité spécifique de « la toxicomanie ».

On rencontre en pratique un nombre non négligeable d'anciens toxicomanes sevrés qui remplacent leur drogue illicite ancienne par une consommation exagérée d'alcool ou de tabac; une connaissance des points faibles de leur personnalité demeure indispensable pour les aider à devenir vraiment autonomes, c'est-à-dire à avoir moins peur de la vie.

Une personnalité à part?

L'opinion publique se montre très inquiète en raison des exagérations et des déformations rencontrées dans les opérations médiatiques diverses qui entendent rendre compte du problème posé par les pharmacodépendances.

Le phénomène auquel nous assistons est sans aucun doute assez grave et assez sérieux en lui-même pour qu'on ne vienne pas ajouter une aura rendue artificiellement tragique à des réalités que nous devons absolument considérer sous l'angle très strict de leur véritable nature.

Le vacarme entretenu autour des pharmacodépendances par les médias et par certains organismes dont l'action reste liée à la répression, voire aux soins, nous paraît fâcheux non seulement en raison de l'exagération des chiffres avancés, en particulier du nombre des décès attribués directement à la drogue, mais surtout en raison d'une déformation du phénomène et du registre sur lequel s'opère la dramatisation. On cherche à faire de la toxicomanie une question à part, isolable en soi, et dont l'importance serait avant tout d'ordre quantifiable.

Cette façon de présenter les choses dénature les problèmes en cause et conduit à des réactions défensives envers le lot de ces pestiférés des temps modernes que seraient les toxicomanes, présentés comme pures victimes d'une contagion d'origine extérieure. Ainsi, des sujets qui n'auraient manifesté jusque-là aucune disposition particulière, devraient, dès l'instant qu'ils ont été « contaminés », être tenus à l'écart, pour éviter l'extension de l'endémie.

D'où un besoin de mise à l'écart des « pestiférés » alors que les équipes qui s'occupent correctement des jeunes devenus dépendants n'éprouvent aucun besoin de créer des catégories nouvelles d'individus séparés des autres catégories de sujets du même âge, ayant à affronter les mêmes problèmes, dans des contextes parallèles, et à partir de structures de la personnalité de modèles identiques.

Depuis déjà de nombreuses années les animateurs et les chercheurs du Centre national de documentation sur les toxicomanies se sont employés à vérifier que la pharmacodépendance naissait au point de rencontre de trois éléments d'ordres différents : un produit toxique d'une part auquel on confère un pouvoir magique, un contexte relationnel particulier d'autre part et enfin une disposition intérieure signant une carence affective à un niveau quelconque de la personnalité du sujet.

Pendant tout un temps, on a mis l'accent exclusivement sur un produit maudit dont il suffirait de cerner les composantes chimiques et les pouvoirs physiologiques pour comprendre les phénomènes constatés. Les premières « commissions interministérielles » mises en place ne s'intéressaient qu'aux seuls « stupéfiants », tel était d'ailleurs le principal repère de leur intitulé.

Aucune institution nationale ou internationale s'occupant des toxicomanies ne voudrait se couvrir actuellement de ridicule en limitant l'intitulé de ses actions aux seuls « stupéfiants ». Mais, sous des prétentions à une plus grande largeur de vue, de nombreuses entreprises qui se donnent pour seule mission « la lutte contre la drogue » ne procèdent-elles pas cependant dans le sens de la même illusion? L'importance accordée aux mesures répressives envers l'offre de *produit* correspond au même souci de mettre en avant le rôle tenu par la substance chimique dans les situations de pharmacodépendance. Une partie de ceux qui entendent encore intensifier les opérations de « soins » aux toxicomanes et placer ces interventions au cœur même de la « lutte contre la drogue », manifestent en réalité leur attachement à une vision biochimique des causes des pharmacodépendances.

Afin de ne pas adhérer à une conception plus complète du « problème-drogue » et surtout ne pas mettre en question nos attitudes personnelles, par le biais d'une mise en cause des problèmes affectifs qui sont à l'origine des pharmacodépendances, on s'emploie trop souvent à dénoncer une opposition supposée radicale entre les points de vue de ceux qui s'intéressent aux facteurs psychosociaux révélés par nos enquêtes épidémiologiques auprès des toxicomanes, et les points de vue de ceux qui s'occupent des facteurs affectifs intimes ou des conflits qui ont précédé l'entrée en dépendance, en particulier les troubles précoces dont nous avons été amenés à prendre connaissance au cours du traitement de toxicomanes appartenant à différentes variétés de personnalités.

En opposant artificiellement facteurs sociaux et facteurs psychologiques, on entend renvoyer dos à dos ceux qui soulèvent de trop embarrassantes questions. Même quand on ne veut pas le reconnaître, on est automatiquement ramené à une priorité accordée au terrain rassurant de la biologie.

Opposer le social à l'intime relève de la supercherie défensive ; en effet tout spécialiste de la psychologie individuelle ne peut comprendre le trajet suivi par une personnalité qu'en référence aux sollicitations et aux interdits, aux apports et aux carences dus aux environnements successifs qu'il a rencontrés depuis sa naissance. De même un sociologue s'intéresse aux effets des groupes sur le sujet lui-même.

La problématique sociale ajoute ses apports à la problématique psychologique individuelle ; le résultat de cette conjonction permet de faire apparaître comme très secondaire le rôle tenu, dans les toxicomanies, par le fameux produit toxique. Mais ces deux problématiques dérangent les esprits simplificateurs, car elles ne permettent plus de réduire le jugement du public à une condamnation du produit. Par voie de conséquence, on ne pourra plus se contenter du principe simpliste d'une « lutte contre la drogue » pour apporter une solution profonde et durable aux situations désastreuses constatées chez un individu, ou dans des groupes d'individus.

Où situer les différences?

Si les toxicomanies ne peuvent se réduire aux effets d'un produit, on ne peut se contenter de classer les toxicomanes en fonction de la substance utilisée.

On a connu en effet autrefois de tels essais, qui opposaient la personnalité de celui qui se droguait aux opiacés, à celle de l'utilisateur régulier de cocaïne ou de barbituriques. Ces tentatives apparaissent sans grande valeur car elles ne prennent en compte que les résultats de la dépendance et non pas les véritables facteurs de risques, préexistant au contact avec le produit ou ayant précipité ce contact.

Au début des années 70 on séparait encore les toxicomanes qui s'adonnaient aux hypnotiques ou aux sédatifs, de ceux qui préféraient les stimulants, ou devenaient dépendants de produits opiacés, d'hallucinogènes, ou encore de médications détournées de leur rôle thérapeutique.

De plus vieilles classifications simplifiaient encore les choses en ne s'occupant que des effets les plus sommaires des drogues sans tenir compte des différences pourtant évidentes entre les personnalités rencontrées en dehors de l'action du produit. On parlait seulement alors de « phantastica », d'« euphorica », d'« hypnotica », etc.

Certains proposaient de distinguer ceux qui étaient portés vers les « psycholeptiques » de ceux qui faisaient choix des « psychoanaleptiques » ou bien des « psychodysleptiques ».

Ces rappels d'attitudes anciennes dans notre façon de concevoir la personnalité du toxicomane peuvent paraître désuets, voire amusants. Nous ne sommes pas assurés pourtant que ce besoin de déplacer les problèmes ait complètement disparu à l'heure actuelle, quand on constate la priorité accordée au rôle du produit chimique dans une certaine frénésie très sélectivement dirigée sur le trafic des substances, ou sur les soins consécutifs à la consommation de ces mêmes substances.

A l'intérieur d'un groupe de toxicomanes utilisant le même produit, par exemple la cocaïne, nous allons rencontrer des modèles de personnalités très variés. Il en sera de même si nous examinons un groupe de sujets en état de dépendance vis-à-vis de l'héroïne. C'est en fonction du type de personnalité que pourra être établie une stratégie thérapeutique pertinente, à court et à long terme.

C'est aussi en fonction du type de personnalité qui préexistait à la pharmacodépendance que seront établis les registres où se situent les principaux facteurs de risques particuliers à tel ou tel sujet, selon sa structure intime.

Les cliniciens savent depuis longtemps que la même dose d'un produit, aussi redoutable soit-il, ne sera pas suivie du même effet selon la personnalité qui va être tentée de s'y fixer. Certains sujets sont connus pour leur facilité d'obtenir un « flash » avec des produits tout à fait anodins, ou même, qui plus est, parfois avec une simple piqûre, sans produit. Nous mesurons donc l'intérêt thérapeutique et préventif qu'il y a à nous attacher à l'étude du fonctionnement propre de tel modèle de personnalité, beaucoup plus qu'au seul effet d'une substance chimique.

De fâcheuses confusions

Une confusion est entretenue de façon assez courante entre les personnalités devenues vraiment pharmacodépendantes et de simples usagers occasionnels. Cette assimilation trop rapide, qui nous ramène à la seule référence au produit, va contribuer à fausser l'image que nous devrions nous faire des différentes variétés de personnalités réellement menacées par la pharmacodépendance.

Si nous estimons que « tous les jeunes se droguent » sans

distinction ni nuance, nous ne risquons pas d'aborder le « problème-drogue » d'une façon judicieuse et nous passerons à côté de certains aspects vraiment importants pour ceux qui courent un risque sérieux d'évoluer vers une pharmacodépendance.

L'action d'un même produit toxique sur des sujets différents ne se présente pas comme identique, constante, ou uniforme. Il nous faut envisager cette action en fonction de l'ensemble de la personnalité intéressée. L'action du produit peut être comparée au phénomène décrit sous la métaphore de « l'auberge espagnole » : on y trouve ce qu'on y apporte.

On a décrit des expériences volontairement réalisées dans le Rif par un groupe de personnes qui se posaient des questions sur l'action du cannabis. En utilisant des doses semblables de produits, les uns n'ont pratiquement rien éprouvé de très particulier, d'autres ont décrit des sensations diverses; un seul membre de ce groupe a connu des perturbations graves mais heureusement réversibles. Tout porte à croire qu'il s'agissait d'une personnalité assez bien adaptée à ses conditions socioprofessionnelles habituelles mais présentant des dispositions personnelles à une pathologie affective assez sérieuse.

Il m'est possible de me référer aussi à une expérience personnelle. Il m'est arrivé à de nombreuses reprises, au cours de discussions, soit privées soit publiques, de me voir interrogé sur l'expérience que je pouvais avoir moi-même de l'effet de « la drogue », moi qui en parlais tant. Cette question me semblait saugrenue : d'abord parce qu'il n'existe aucune « drogue-type » et que pour faire état d'une telle expérience d'un point de vue scientifique, il faudrait avoir essayé toutes les variétés de produits supposés entraîner la dépendance; d'autre part parce que je n'ai jamais pensé que pour comprendre ce qu'est la tuberculose ou pour bien soigner des tuberculeux il fallait obligatoirement avoir été bacillaire soi-même. Je détrompais donc rapidement mon interlocuteur, qu'il m'apparaisse comme bienveillant ou non dans son interrogation.

Puis, un jour, je me suis aperçu que je mentais et que je me trompais moi-même. En effet, j'avais été conduit à faire une brève expérience sans le savoir, avec une dose relativement faible d'un produit actuellement à la mode et auquel on attribue beaucoup d'effets magiques. Je me trouvais, pendant la guerre, chargé d'assurer la gestion de différents maquis; nous étions alors, cela va de soi, tous privés de tabac. Les paysans à l'entour nous donnaient, pour bourrer nos pipes, une herbe hachée qui n'était rien d'autre que du chanvre qu'ils vendaient aux cordiers de la région. Ni les paysans ni nos maquisards ne présentaient le moindre signe d'intoxication et je n'ai moi-même jamais éprouvé le moindre fantasme paradisiaque. Peut-être était-ce en partie parce que nos collègues pharmacologues, qui restaient alors confinés dans leur laboratoire, n'avaient pas été sollicités par les médias du moment pour nous allécher avec les promesses des effets magnifiques du tétrahydro-cannabinol. Pour nous il ne s'agissait que d'un substitut bien médiocre de l'herbe à Nicot. Notre imaginaire fonctionnait plutôt en direction de la liberté à reconquérir, avec la possibilité de retrouver un jour le goût du tabac véritable! Il resterait, bien sûr, à déterminer combien des survivants de ces aventures ont sombré par la suite dans le tabagisme. Beau sujet sans doute pour une thèse de psychologie. Mon aversion pour les comportements d'anciens combattants m'a malheureusement gêné pour promouvoir une telle recherche.

On a cherché pendant longtemps à distinguer les personnalités des toxicomanes en fonction du degré de toxicité du produit utilisé. On séparait ainsi les « petits drogués » des « gros toxicomanes ». Les premiers étaient par exemple ceux qui se réunissaient occasionnellement autour d'un « joint »; le prototype du second groupe se présentait sous la forme de l'héroïnomane esclave de son injection quotidienne. On a heureusement progressivement abandonné cette façon de parler un peu trop réductrice.

Bien entendu, on ne peut nier l'action immédiate et objective d'un certain nombre de substances. Mais comme du point de vue du clinicien la drogue c'est aussi « dans la tête », la nature chimique spécifique du produit employé ne peut suffire à définir les désordres de la personnalité qui se sont vus réactivés par la consommation, qu'elle a en quelque sorte révélés, mais qui existaient de façon plus ou moins latente auparavant.

Il découle de cette évidence qu'il est difficile de se représenter d'un côté des « petits drogués » qui n'utiliseraient que les drogues considérées comme « douces » et d'un autre côté des « gros toxicomanes » employant des produits réputés « durs ». On ne peut procéder à une aussi facile dichotomie car nous voyons des utilisateurs réguliers de produits assez incisifs demeurer très longtemps adaptés à une activité universitaire ou professionnelle, quand il y a eu début de socialisation préalable, alors que de simples fumeurs de haschich présentent des troubles importants de la personnalité dont le cannabinol ne peut constituer à lui seul la raison réelle; le produit, même à dose modérée, peut agir comme agent déstabilisateur de l'équilibre affectif et relationnel chez des sujets dont la personnalité se trouvait depuis longtemps déjà dans un état de grande labilité adaptative.

L'opinion publique aime les idées toutes faites, les clichés simples : « qui vole un œuf, vole un bœuf » entend rendre la distinction aisée entre les représentations que nous souhaiterions faire, dans la ligne de nos illusions, de nos idéaux et de nos clivages issus de la période infantile, entre les « bons » et les « méchants ». Ce principe appliqué à la pharmacodépendance nous pousse à justifier une croyance naïve au principe de « l'escalade ». On mélange toutes les formes de consommation de produits, à partir du moment où ceux-ci sont réputés « illicites ». Non seulement celui qui est surpris à fumer un joint un samedi soir est d'emblée dénoncé comme « toxicomane », mais on considère qu'à partir du moment où il a goûté à un produit illicite, le contrevenant rejoindra très vite le lot des héroïnomanes. Alors on va multiplier les opérations répressives au lieu de se pencher à temps sur le signal de détresse, lancé ici ou là, avec ou sans risque réel « d'escalade », dans le registre de la dépendance; mais sûrement avec un risque effectif quelque part, et le plus souvent dans un tout autre ordre que la seule toxicomanie.

L'opinion publique se forge une représentation un peu trop sommaire de ce que serait *le* toxicomane, en mélangeant tous les modèles; il n'existe pas de « portrait-robot » auquel on pourrait ramener tous les toxicomanes rencontrés. Parler *du* toxicomane ou de *la* toxicomanie conduit aux mêmes illusions conceptuelles et aux mêmes aberrations que celles qui découlent d'un discours parlant de *l'*étudiant, *du* militaire, ou de *l'*Arabe, comme s'il n'y avait qu'un seul type de personnalité dans chacune de ces catégories aussi vastes, alors qu'il faudrait prendre en compte beaucoup de repères et beaucoup de nuances pour décrire les individus qu'elles regroupent.

Différents modèles

Il y a lieu de considérer qu'il existe des sujets dont l'entourage ignore la dépendance vis-à-vis d'une substance considérée comme dangereuse. Le public se représente donc ces personnalités comme étant « normales » alors qu'il s'agit déjà de « toxicomanes » selon la définition de l'OMS. Ce modèle de personnalité, demeurant bien adaptée aux exigences extérieures de la vie, se rencontrait avant 1960 dans certains milieux intellectuels, mais il s'agissait d'adultes venus tardivement à la dépendance. Il existe actuellement encore un certain nombre de personnages de ce type, mais ce ne sont pas ceux que peuvent rencontrer ni décrire, bien sûr, les cliniciens opérant dans les centres d'accueil ou de soins pour toxicomanes.

J'ai connu personnellement quelques cas de ce genre parmi des jeunes rencontrés pour de tout autres raisons que la pharmacodépendance; deux se trouvaient dans des classes préparatoires aux grandes écoles; un autre avait franchi allègrement les concours d'entrée et engagé un choix assez ambitieux qui n'a pas été remis en cause par la suite; mais il a pu accepter de mener à bien une psychothérapie nécessitée par une phobie diffuse, ignorée des autres et qui le gênait beaucoup. Peu après le début de cette psychothérapie, assez longue et n'ayant porté que sur le fond névrotique, la consommation du produit habituel avait totalement cessé, sans aucun traitement spécifique de la toxicomanie.

De toute évidence, dans un cas comme celui auquel je viens de faire rapidement allusion, il n'est pas souhaitable de se fixer sur l'aspect manifeste et illusoire d'un comportement qui est surtout d'ordre réactionnel. En dehors des intoxications aux barbituriques, qui nécessitent de grandes précautions, la plupart des pharmacodépendants, même les plus graves et les plus manifestes, peuvent être traités par des techniques de sevrage, sans trop de risques et sans trop de difficultés, dans les lieux où on maîtrise correctement ces moyens. Le problème le plus délicat concerne le traitement du fond affectif sur lequel s'est greffée la pharmacodépendance; et les troubles sous-jacents ne sont pas les mêmes chez tous les toxicomanes, y compris parmi des consommateurs fixés à un même produit ou à une même variété de produits.

Il n'est possible d'établir une hiérarchie, dans l'appréciation des soins donnés par telle équipe ou par telle autre, qu'au niveau de la prise en charge des difficultés sous-jacentes au comportement de surface passant par le produit toxique. La pertinence de l'attitude thérapeutique dépend de la façon dont on conçoit la personnalité profonde de celui qui se présente par le détour du comportement de dépendance.

L'image qu'on doit se faire du sujet ne peut se référer à des catégories ni même à des nuances ne portant que sur la nature de la consommation. On a intérêt au contraire à chercher à savoir quelle est la structure de la personnalité qui s'affiche aujourd'hui comme toxicomane. Avant la toxicomanie, on aurait pu déjà repérer d'autres signes de souffrance affective. Après le sevrage on sera à même de découvrir de façon plus évidente la nature des troubles psychologiques à la fois exprimés et masqués par le comportement de dépendance.

Jean-Charles est considéré par les habitants de sa petite ville comme un toxicomane d'autant moins sympathique qu'on le sait homosexuel. Devant l'insistance de sa mère qui le juge trop fatigué, il consulte le généraliste de celle-ci. Le médecin, quelque peu effrayé par les confidences de Jean-Charles, l'adresse aussitôt en consultation à un collègue de la ville voisine qui dirige un centre de soins pour toxicomanes. Ce spécialiste des jeunes en difficulté déconseille toute interruption des activités professionnelles de Jean-Charles; il demande au médecin généraliste de demeurer très prudent dans ses prescriptions et il confie à un de ses assistants le soin d'engager, en dehors de l'institution, un dialogue à finalité thérapeutique avec Jean-Charles, sur la base non pas de sa pharmacodépendance elle-même, mais des traits névrotiques évidents au sein du fonctionnement de cette personnalité.

Jean-Charles a 24 ans, il est petit, voûté, malingre, pâle, parle peu; il tient un commerce de produits alimentaires de luxe où l'on ne trouve que des articles précieux; il éconduit avec humeur tous ceux qui lui demandent du beurre ou du fromage. Il a fait acheter ce commerce par sa mère, avec laquelle il vit, afin de venir habiter, après son retour du service militaire (écourté par une réforme), près d'un ami installé dans un village voisin.

Cet ami est pharmacien; il procure à Jean-Charles ses doses quotidiennes de toxiques : des amphétamines pour le matin, des barbituriques pour le soir. C'est avec cet ami que Jean-Charles partage ses week-ends et ses vacances, et qu'il connaît l'exclusivité de ses ébats sexuels.

Le père de Jean-Charles est mort très tôt après la naissance de son fils, mais il a laissé à son épouse une fortune confortable qui lui a permis d'élever sans difficulté d'ordre matériel son fils, tout en hébergeant sa propre mère dont elle assurait également l'existence.

Confiné entre ces deux femmes qui lui parlaient sans

cesse de leurs maris dotés de toutes les qualités mais lui interdisaient toute fréquentation féminine, Jean-Charles a tôt fait, au cours de très bonnes études dans un très bon collège, de découvrir le plaisir auprès de garçons de son âge, en proie, semble-t-il, à des difficultés affectives supérieures aux siennes.

Nullement psychotique et pas tellement déprimé malgré son mauvais état physique, Jean-Charles se présente comme un consommateur de drogues selon un modèle de personnalité assez courant autrefois mais relativement rare actuellement, en pourcentage absolu, étant donné l'augmentation des toxicomanies survenant sur d'autres types de personnalité. Il s'agit d'une personnalité névrotique en proie aux conflits que les psychanalystes ont très bien décrits et qu'ils situent au registre œdipien. En effet, dans le cas de Jean-Charles, les deux produits utilisés ont été dotés d'un double effet : les amphétamines sont revêtues dans l'imaginaire du sujet d'un pouvoir magique permettant de se donner une meilleure image de lui-même pendant la journée tandis qu'aux barbituriques est attribuée la capacité de sombrer dans un sommeil réparateur sans passer par l'intermédiaire d'un éveil non contrôlable de l'imaginaire risquant de se réaliser dans un rêve trop clair.

L'homosexualité de Jean-Charles correspond seulement à une recherche de tendresse, qui ne met pas en danger une relation incestueuse établie précocement avec une mère ayant très tôt cherché à remplacer son conjoint par son fils. Autrement dit il s'agit d'une hystérie ratée où les manifestations mentales ont été évitées et dérivées sur des troubles du comportement. L'homosexualité manifeste n'ayant pas suffi, le recours à la drogue a été chargé d'apporter le complément dérivatif extérieur nécessaire.

Il apparaîtrait, dans des situations comme celle que connaît Jean-Charles, de s'obnubiler sur le comportement toxicomaniaque; ou sur le comportement homosexuel. Une prise en compte tout à fait classique des conflits œdipiens permettra de situer beaucoup mieux les éléments de base de la crise; le sujet parviendra ainsi, peu à peu, à procéder à des choix plus libres de ses investissements affectifs. L'accent mis sur le comportement toxicomaniaque renforcerait au contraire chez Jean-Charles les défenses à l'égard des conceptualisations indispensables à la compréhension de la réalité interne et à la remise en place des processus logiques qui en dépendent.

Dans une tout autre perspective, Marie-Paule appartient à une variété de personnalité très différente. Cette variété est la dernière qui ait donné prise à la récente épidémie de pharmacodépendance. Il s'agit de post-adolescents qui évoluent vers une structuration de modèle psychotique sans que le psychiatre ait à intervenir puisqu'il n'existe encore, à ce stade, aucun élément du discours qui puisse apparaître comme délirant. La totalité des poussées imaginaires aberrantes passe directement dans le comportement, sans le détour par une prise de conscience des pensées qui pourrait se prolonger dans le discours. Nous sommes ici très près des évolutions psychotiques bien connues et qui se voient masquées derrière des comportements alcooliques ou violents, ou derrière une appartenance précoce à la grande délinquance. Le comportement toxicomaniaque a peu à peu infiltré beaucoup de ces personnalités dont les caractéristiques demeurent plus spécifiques du processus psychotique que d'un modèle propre à la toxicomanie.

Il faut reconnaître cependant que, dans ces cas, l'apport du toxique présente deux aspects subjectifs notables : d'une part en délirant *par* la drogue, le délire mental proprement dit se voit retardé d'autant; d'autre part quand un délire véritable commence à poindre, le sujet, comme l'entourage, se laisse prendre au piège de la drogue, de même que certains médecins; on attribue en effet à la drogue l'origine des premiers symptômes franchement délirants, alors que ceux-ci tirent leur source de l'évolution psychotique sous-jacente qui s'accentue, malgré le frein exercé par la toxicomanie.

Marie-Paule a 21 ans, elle est étudiante dans un institut privé préparant aux Beaux-Arts. Elle est fille de parents séparés assez fortunés qui, s'étant rendu compte des carences affectives dont elle a souffert du fait de leurs conflits, ont commencé très tôt à ne mettre aucune limite à ses demandes portant sur l'argent.

Les parents se sont moins rendu compte de la façon dont ils avaient, à travers leurs conflits perpétuels, excité l'agressivité de Marie-Paule. Cet excès d'excitation agressive a, de plus, été reçu par une enfant fragile et sensible; les effets s'en sont donc trouvés renforcés.

Marie-Paule avait souffert, étant encore très jeune, de nombreuses affections respiratoires et digestives qui avaient beaucoup affaibli ses résistances physiques et affectives.

Très tôt, elle manifestait des traits caractériels assez marqués qui étaient perçus par l'entourage comme les signes d'une mauvaise humeur purement réactionnelle en face des conflits parentaux. En réalité les choses étaient plus graves et, dès la fin de ses études secondaires, Marie-Paule s'isolait, ne tenait plus compte de la réalité constituée par les horaires, ou l'alimentation ou le minimum d'ordre et de propreté nécessaire.

Dans l'établissement où elle poursuit très irrégulièrement ses études, elle déçoit beaucoup ses professeurs par la discordance existant entre les « moyens » qu'on lui prête, à la vue de sa rapidité dans le dessin et de son habileté à opposer les couleurs, et la rigidité répétitive de ses réalisations.

Elle se trouve souvent absente aux séances de travail ou aux cours; quand elle est présente on la trouve endormie, apathique. Ses compositions manquent de variété, d'originalité et de personnalité.

Les rares personnes qui approchent Marie-Paule et qui savent qu'elle se drogue, mettent sur le compte de son héroïnomanie l'état d'inertie et d'agressivité à la fois dans lequel elle se trouve. En réalité, ces phénomènes ont débuté bien avant le contact avec le produit et personne n'avait voulu s'en inquiéter alors.

La mère de Marie-Paule est épouvantée d'apprendre, par une cousine qui la voit encore, que sa fille se pique régulièrement et préfère dépenser en doses, plutôt qu'en nourriture ou en vêtements, les sommes d'argent importantes qu'elle reçoit de ses deux parents. Elle alerte son ex-mari et tous deux interviennent pour que Marie-Paule consulte un spécialiste parisien. Celui-ci a tôt fait de comprendre la situation, mais il lui reste à convaincre l'intéressée et sa famille que la drogue n'a certes rien arrangé, au contraire, mais que l'essentiel du problème posé est d'un ordre psychopathologique plus ancien et plus profond. « La toxicomanie », cela convenait très bien comme explication et comme justification, pour l'entourage ainsi que pour Marie-Paule elle-même. « Il n'y a qu'à » faire cesser « la toxicomanie » pour que tout rentre dans l'ordre.

Une telle illusion risquait de ne pas faire accepter un traitement vraiment utile et vraiment efficace à l'heure actuelle. Ce traitement aurait d'ailleurs été probablement inutile et nous n'aurions pas vu Marie-Paule se piquer si les facteurs de risques, perceptibles à travers des comportements caractériels dépassant de beaucoup la banalité réactionnelle pendant l'enfance, puis à travers les pertes du sentiment de réalité au cours de l'adolescence, avaient été pris plus tôt au sérieux.

Du point de vue symptomatique, Marie-Paule est bien une toxicomane, mais du point de vue psychique elle demeure avant tout une prépsychotique grave qu'il convient de considérer et d'aider comme telle par un traitement psychologique approprié. Il ne serait guère productif de ne la considérer que sous l'angle de « la toxicomanie ».

Examinons maintenant le cas de Tanguy qui correspond à une autre variété de personnalité, la plus fréquemment rencontrée depuis les années 60 parmi les jeunes qui deviennent pharmacodépendants; peu importe d'ailleurs la nature du produit utilisé.

Tanguy a 28 ans, jeune cadre dans une entreprise commerciale assez active, fixé à la cocaïne qu'il a commencé à consommer à la suite de nombreux voyages d'affaires effectués aux États-Unis. Il s'agit d'un grand jeune homme longiligne, charmant et plein de prévenance, toujours vêtu avec élégance. Son souci de perfection dans le travail et l'importance qu'il accorde au style selon lequel il aime être vu opérer, l'ont rapidement conduit, dès qu'il est entré en fonctions, à se surmener et à ne jamais considérer une journée comme terminée s'il a encore un rapport à rédiger ou un coup de téléphone à donner.

On peut, bien sûr, estimer que cette hyperactivité permanente a forcément conduit Tanguy à la fatigue et aux remèdes contre la fatigue. D'où son excès de consommation du café et des diverses « vitamines » d'abord, puis son recours à la cocaïne dont ses collègues américains lui vantaient les effets bénéfiques sur leur propre activité intellectuelle et physique.

Nous aurions, du point de vue clinique, tout intérêt à envisager autrement l'ordre des facteurs en cause. Orphelin de père assez tôt, Tanguy fut élevé par une mère fragile, ancienne tuberculeuse, aux revenus modestes. Il a dû beaucoup travailler pour obtenir des bourses tout au long de son cursus scolaire et universitaire; à des signes précoces et nombreux, au cours de son enfance et de son adolescence, on aurait pu s'apercevoir que Tanguy avait à lutter contre un fond dépressif permanent.

Il s'est toujours défendu avec succès contre les risques de dépression trop manifeste grâce à son perfectionnisme et à son débordement d'activités. La cocaïnomanie est apparue comme une suite logique dans la série des moyens qui permettaient à Tanguy d'éviter de tomber dans la dépression.

Il aurait pu en être de même avec un autre produit toxique. Le choix de la cocaïne, comme moyen imaginaire de surmonter la dépressivité, est secondaire, l'essentiel étant le souci de lutter contre la dépression. Tanguy appartient donc à la catégorie de personnalité la plus courante dans le cadre de l'épidémie actuelle de pharmacodépendances : celle des personnalités dépressives, quel que soit le produit employé pour s'en défendre.

Nous ne devons jamais perdre de vue que les difficultés les plus fréquentes au sein de la jeunesse de notre époque concernent un sentiment profond d'angoisse, de morosité, d'incapacité, d'abandon, de dépendance forcée, d'absence de goûts ou de buts dans la vie.

Cette dépressivité sous-jacente conduit beaucoup de jeunes aux toxicomanies mais elle peut aussi favoriser bien d'autres formes de désordres affectifs ou relationnels.

Ce ne sont pas les collègues qui s'occupent plus spécialement, par exemple, de délinquants ou de suicidaires qui me démentiront.

De plus cette catégorie si importante des personnalités dépressives peut conduire à des comportements qui sont vraiment de nature toxicomaniaque, sans que l'opinion publique assimile ces sujets aux pharmacodépendants telle qu'elle se les représente, bien repérés comme tels, quand la consommation de drogue illicite devient évidente.

Les dépendances « licites »

Katia arrive en consultation au dispensaire du secteur psychiatrique de son quartier, sur les conseils de son médecin traitant, pour une dépression. Katia était la fille de parents toujours malades, qui descendaient eux-mêmes d'émigrés polonais ayant connu de nombreuses vicissitudes sociales et de santé. Katia avait été une enfant fragile, souvent hospitalisée. Le père de Katia, aidé par son épouse, était parvenu à gérer de façon positive un petit magasin de fourrures. Katia n'avait donc été privée de rien d'essentiel sur le registre matériel et surtout pas de consultations répétées chez les meilleurs spécialistes de la ville. Comme ses parents, elle était pourtant toujours d'humeur triste; elle mangeait peu, sortait peu. On lui évitait toute fatigue, tout sport, toute sortie en groupe. Elle menait une existence très protégée jusqu'au jour où ses parents ont été tués dans un accident d'automobile. C'est une tante qui s'occupe d'elle actuellement.

A l'arrivée au dispensaire, à 19 ans, Katia se présente avec les symptômes d'une dépression classique, sans aucune atteinte organique. Le diagnostic est d'autant plus facile à poser que les membres de l'entourage, comme les médecins jusque-là consultés, ont tous proclamé bien haut que la jeune fille était « déprimée ».

Pour la première fois, Katia rencontre une équipe de trois personnes : un médecin, un psychologue et une assistante sociale qui ne tiennent pas à trop médicaliser les difficultés affectives et n'entendent pas se contenter non plus de mettre des noms sur un syndrome puis de distribuer *larga manu* des médicaments. On écoute Katia dans ses plaintes, ses échecs, ses colères et on essaie de deviner, à travers tout cela, où se situent ses véritables désirs; on tente de comprendre les raisons d'un système destiné à leur interdire de se manifester.

Quand Katia montre ses ordonnances récentes, puis un lot tout chiffonné d'ordonnances plus anciennes portant toutes la mention « à renouveler », on a le droit d'être terrifié devant la quantité de produits absorbés par voie orale et cutanée depuis tant d'années, d'autant que certains ne sont pas sans danger. Katia se présente donc comme une véritable toxicomane fixée, sur ordonnance médicale, à plusieurs substances dont elle ne peut plus se passer. En fin de consultation, elle insiste pour qu'on les lui prescrive à nouveau.

Devant un tel tableau clinique, il va bien falloir prendre en considération la pharmacodépendance existante et s'employer à sevrer Katia comme on le ferait dans tous les centres d'accueil pour toxicomanes. Mais là ne peut se limiter la thérapeutique : lorsque Katia sera en mesure d'affronter ses problèmes de dépression, on prévoit dès maintenant, et on le lui dit, de la confier à un psychothérapeute.

Elle ne suppose que très confusément encore tout ce que cela signifie mais, pour la première fois, Katia se sent entendue, comprise. Mise à temps devant ses véritables problèmes, dont la dépendance envers les autres ou envers un produit chimique n'est que la conséquence, Katia n'a pas eu l'occasion de se voir considérée par l'opinion à l'entour comme une « toxicomane ». Pourtant elle était déjà en proie à une authentique pharmacodépendance; et l'expérience qu'ont les cliniciens de ce genre d'évolutions porte à croire que Katia aurait été tentée, au cours des études qu'elle poursuivait péniblement, de passer des drogues « licites » aux drogues illicites, pas forcément plus néfastes, mais plus facilement repérées et dénoncées.

Si les parents de Katia avaient vécu et continué à la protéger, le sérieux de la situation aurait été masqué pendant un espace de temps assez long encore. La tante n'a pas accepté le même rôle : elle a conduit Katia au dispensaire où une intervention opportune a pu être proposée à temps. Sans la mort de ses parents, Katia n'aurait certainement pas pu être soignée avant de s'être signalée au monde comme « toxicomane »...

Du point de vue de l'expression personnelle d'une souffrance, comme du point de vue de l'appel à la société que cela représente, « la toxicomanie » peut et doit être comprise comme un signal de détresse dont il y a lieu de rechercher les causes. Mais en tant qu'entité psychopathologique, comme en tant que modèle de personnalité propre, « la toxicomanie » se réduit à un leurre. La notion de « toxicomane » devrait se voir bannie de notre vocabulaire en dehors d'un point de vue purement descriptif.

Troisième partie

Les remèdes

Nous avons envisagé les impasses où conduisait une « chosification » de la toxicomanie : elle réduit un problème complexe à la seule relation à la drogue ; elle focalise l'attention sur les drogués que l'on peut dire « patentés ». Il reste à définir des remèdes à ce qu'on appelle un peu partout « la toxicomanie », autrement dit à élaborer une attitude constructive qui nous évite cette facilité de langage, et nous dégage des voies sans issue. Il y a lieu de définir des stratégies permettant aux individus à risques de ne pas sombrer dans les pharmacodépendances les plus variées. Il ne peut s'agir, en d'autres termes, que de prévention et en particulier de prévention primaire.

Chapitre 13

La prévention primaire

Un toxicomane commence par manifester sa souffrance et la perte de ses idéaux de santé à travers son comportement de pharmacodépendance. Ce comportement constitue, en lui-même, une première atteinte morbide sous la forme d'une pathologie d'expression comportementale.

On a sans doute trop tendance à négliger l'importance de cette atteinte de la santé, au sens où nous devrions entendre ce terme, que représente la pathologie du comportement sous toutes ses formes, surtout à l'époque de la jeunesse. Toute manifestation comportementale, caractérisée à la fois par une relative intensité et par la tendance marquée à la répétition, doit attirer l'attention de ceux qui, dans l'entourage tout autant que dans l'environnement scolaire ou médico-social d'un sujet, ont à s'intéresser à sa santé. Un diagnostic précoce des troubles du comportement permet d'éviter de plus fâcheux développements. C'est souvent, en effet, par d'autres troubles moins spécifiques mais tout aussi significatifs de la souffrance sous-jacente, que débute une pharmacodépendance, ou tout autre drame de portée équivalente; une bonne prévention commence par la prise en compte de ces premiers troubles du comportement.

Lorsque la dépendance, ou des désordres ayant le même sens, s'instaure de façon durable, la pathologie ne tarde pas à prendre de plus en plus la forme d'un trouble dont l'origine se situe franchement dans la sphère mentale. Quand les dégâts se poursuivent, on assiste à des atteintes physiques diverses, consécutives à l'action secondaire du produit toxique utilisé.

Nous ne rangerons pas, bien sûr, dans cette catégorie, les possibilités de contamination par le virus du sida; cela constitue une dérivation de la toxicomanie et non une conséquence directe du produit toxique.

Avant que les effets du toxique apparaissent comme évidents, et que les dépendances soient devenues sévères, le futur toxicomane était considéré le plus souvent par son entourage comme jouissant d'une parfaite santé. J'ai entendu bien souvent des parents, affolés par une arrestation ou une hospitalisation d'urgence, m'affirmer leur étonnement : « Comment pouvions-nous soupçonner qu'il se droguait, alors qu'il paraissait si " normal ", si " heureux " jusque-là? »

La famille refuse de prendre en considération, aussi longtemps que cela semble possible, les premiers signes de souffrance morale d'un jeune qui risquerait de mettre en cause la façon dont un entourage, lui-même plus ou moins perturbé, s'est comporté avec ce jeune, et la façon dont on lui a présenté la vie à travers le discours tenu ou les attitudes affichées en face des principaux problèmes concernant l'existence quotidienne.

Lorsqu'une enquête épidémiologique se déroule, dans une démarche rétrospective, sur un échantillon de sujets atteints ou, dans une démarche plus systématique, à partir d'un échantillon de population n'ayant présenté encore aucune difficulté personnelle ou relationnelle importante, elle permet de déceler les principaux facteurs de risques chez des sujets apparemment en bonne santé affective et physique; notre expérience de ces formes d'enquêtes nous porte à croire que l'horizon n'est point aussi serein que chacun voudrait nous le laisser supposer, avant le contact avec le produit toxique.

Qu'il s'agisse de risques de toxicomanies ou de difficultés d'ordre tout à fait parallèle, l'entourage d'un enfant ou d'un adolescent à hauts risques ne devrait pas attendre le secours ou les moyens techniques des épidémiologistes pour s'inquiéter ; il dispose en réalité très tôt d'éléments pouvant être considérés comme assez évidents et assez alarmants pour procéder à une évaluation de la situation d'ensemble posée à partir des premiers signes d'alerte.

Une telle remise en cause non seulement de l'évolution affective du jeune mais des positions principales qui interfèrent au sein de l'environnement n'est jamais perçue comme très agréable. A ce stade précoce des premiers symptômes, il serait facile d'agir et nous serions en droit d'espérer éviter ainsi des complications ultérieures beaucoup plus graves dont, de nos jours, les principales toxicomanies chroniques.

Le rôle du médecin

Il conviendrait de mieux faire comprendre au public qui s'en tient souvent à des points de vue dépassés, ce que nous entendons par « santé ». La santé ne se définit pas de manière purement négative, comme l'absence de maladies nettement repérables.

Autrefois, dès qu'un signe inhabituel apparaissait, non seulement dans le domaine physique, mais parfois même dans la sphère du comportement, on allait interroger le médecin. Celui-ci, de par sa formation personnelle, se voyait enclin à prescrire quelques médicaments, même si le désordre signalé était de toute évidence d'ordre fonctionnel, et à rassurer le sujet comme l'entourage sous le couvert d'un « calmant » quand il s'agissait de troubles limités à des comportements. Les difficultés n'étaient pas mieux prises en compte si les symptômes appartenaient plus clairement à la sphère psychique ; dans ce cas on allait consulter un organiciste se référant seulement à la biologie tout en s'intitulant « psychiatre » ; on était donc ramené au cas de figure précédent.

Les choses ont beaucoup changé depuis quelques années, en apparence du moins. Du point de vue théorique certes, les écrits scientifiques sérieux, traitant de psychopathologie, font référence aux découvertes de la psychologie clinique et de la psychanalyse. En revanche, dans la pratique, beaucoup continuent à traiter par le mépris, ou pire par des sédatifs dont certains ne sont pas inoffensifs, les débuts encore discrets d'une évolution dépressive, voire prépsychotique, qu'il serait à ce stade beaucoup plus facile de soigner par le moyen de psychothérapies individuelles ou familiales bien conduites.

L'image qu'on se fait de la « santé » est sans aucun doute corrélative d'une conception trop étroite de la notion de « maladie ». L'idée même de santé apparaît comme liée à un modèle médical de pensée, c'est-à-dire à une représentation négative des difficultés qu'il conviendrait de soigner à partir du moment où elles apparaissent ; alors qu'une politique de santé bien conduite, à tous les niveaux, aura à s'intéresser, avant tout, aux facteurs de risques qu'il s'agit d'être en mesure de dépister chez les sujets menacés, avant qu'un désordre physique, comportemental ou affectif ne se soit déjà vraiment instauré.

Les médecins peuvent et doivent être associés sans aucun doute à ce genre de dépistage, en particulier les médecins scolaires, de même que tous ceux qui pratiquent la médecine préventive à un degré ou à un autre ; mais il paraîtrait très hasardeux de réduire la compréhension et la détermination du niveau de santé d'un individu ou d'une population aux seuls modèles médicaux.

Le rôle du médecin de famille ne saurait être minimisé : témoin de tel ou tel avatar morbide au sein d'une famille, il est à même de juger, lorsqu'il est appelé pour une personne, du degré de vulnérabilité de son entourage. Il peut avoir des conseils à formuler qui dépassent le cadre étroit du problème pour lequel son intervention médicale a été sollicitée. Une vocation de promoteur effectif de la santé, dans un sens positif, devrait être davantage encouragée au cours des études de médecine.

La réserve à laquelle tout médecin est déontologiquement tenu vis-à-vis des problèmes personnels concernant les membres de la famille auprès de laquelle il intervient, ne peut le dispenser d'une obligation d'apporter un concours, par ses avis, ses conseils, voire ses mises en garde, à une meilleure gestion familiale de la santé, notamment pour ce qui concerne les sujets qu'il sent vulnérables.

Le médecin ne manque jamais, même quand il n'est consulté que pour une grippe banale, de rappeler au père de famille les conséquences prévisibles de ses trop fréquents séjours au café, ou à la mère les dangers d'une suralimentation sucrée pour un enfant dont le poids est déjà bien supérieur à la normale. Une contribution à la promotion de la santé, à ce niveau, serait tout aussi utile quand le médecin constate la morosité permanente d'un préadolescent isolé dans sa chambre à longueur de journée, ou les sautes d'humeur visiblement caractérielles d'un enfant qu'on se contente de qualifier d'insupportable!

J'ai eu à m'occuper dans des conditions assez urgentes et assez dramatiques d'une jeune fille, Cécile, devenue dépendante d'un produit redoutable, sans que les parents aient cru bon de se soucier de ses très évidents désordres comportementaux antérieurs.

Elle était l'aînée de trois enfants. Le dernier, une fille beaucoup plus jeune, ne semblait pas poser, encore, de problèmes. En revanche, le frère, son cadet de dix-huit mois, était considéré comme jouissant d'une très mauvaise santé : en effet ses affections somatiques diverses nécessitaient un nombre considérable de consultations, d'examens ou d'interventions médicales variées, ayant motivé une convocation auprès du médecin-conseil de la mutuelle dont dépendait le père. De ce garçon on s'occupait beaucoup car il était considéré comme de nature « maladive »; l'attention dont il devenait l'objet compensait certainement ses manques affectifs plus directs, probablement assez importants, à en juger par la faible capacité relationnelle de la famille et le sens évident de tous ces symptômes.

Cécile, au contraire, se voyait du même coup complètement délaissée. Au médecin de famille qui s'étonnait de la trouver toujours isolée et inoccupée dans sa chambre, quand il venait soigner son frère, on affirmait qu'il s'agissait d'une enfant, puis d'une adolescente, gentille, calme et « sans aucun problème ». On cachait à ce médecin que la situation scolaire de Cécile se dégradait de plus en plus; qu'elle n'avait plus de contact avec ses camarades habituels ou les cousines qu'elle aimait cependant beaucoup; que sa chambre était de plus en plus en désordre et qu'elle n'attachait aucune importance depuis un an à ses vêtements, à leur propreté, à leur état d'usure. Cécile ne se lavait pratiquement plus; la chevelure restait en désordre; elle dédaignait les repas familiaux et se nourrissait mal; elle dépensait beaucoup d'argent, mais on ne savait pas pour quoi; Cécile avait perdu toute notion de l'heure ce qui lui valait des avertissements au lycée; les parents, convoqués par la responsable de classe, s'étaient vus conseillés de la montrer à un spécialiste. Cet avis ne fut suivi d'aucun effet, et c'est en larmes que la mère de Cécile appela le médecin de la famille, dès qu'on eut découvert quelques comprimés suspects qui traînaient dans la chambre de Cécile.

La prévention de cette dépendance se présentait à la fois comme facile et comme très difficile : il était aisé en effet de comprendre que Cécile s'enfermait peu à peu dans un univers psychopathologique dont les symptômes permettaient de déterminer la gravité, bien qu'ils fussent encore d'apparence purement comportementale; mais d'un autre côté, la famille était tellement impliquée dans cette affaire, pour des raisons que la psychothérapie ultérieure de Cécile a permis de préciser, que le père et la mère préféraient s'occuper des symptômes physiques, inoffensifs pour eux, de leur fils, plutôt que de s'aventurer trop près des comportements de Cécile dont le sens ne pouvait leur échapper; il s'agissait d'une façon détournée, mais tragiquement efficace, de les mettre en cause l'un et l'autre comme d'expliciter le conflit assez aigu qu'ils entretenaient entre eux, tout en niant l'impact sur l'ensemble de l'économie affective familiale.

Il serait injuste de considérer comme des adultes indignes

tous les parents placés, le plus souvent contre leur gré, dans des situations conflictuelles insurmontables, qui passent obligatoirement par eux, sans qu'ils l'aient vraiment voulu.

Ces parents se trouvent eux-mêmes victimes d'événements ou de situations dont personne ne peut être tenu, à lui seul, comme coupable unique.

Les responsabilités deviennent toutefois plus certaines quand il s'agit de nier des réalités reconnues comme néfastes pour les enfants et de prolonger les conditions nécessaires à la répétition de ces réalités.

Au cours d'une longue carrière de clinicien, on ne peut manquer de rencontrer des parents vraiment sadiques. Mais ce genre de perversité demeure heureusement assez exceptionnel.

La solution de toutes ces variétés de difficultés n'est pas du ressort du médecin généraliste, mais ce dernier se trouve souvent privé de ses possibilités de conseil, de relais, de sensibilisation prudente à une dimension psychique depuis longtemps soupçonnée en même temps qu'aussitôt refoulée.

Dans le cas de Cécile, on voit que l'atteinte de la santé n'a pas commencé avec la pharmacodépendance et qu'elle ne se présente pas comme la conséquence d'une entité causale mythique, qui serait « la toxicomanie ». La pharmacodépendance apparaît au terme d'une lente évolution; une solution préventive était à envisager avant qu'il soit question de l'épiphénomène sur lequel seront déplacées ensuite les causes de tous les malheurs survenus à Cécile.

Traiter l'épidémie de toxicomanies ce n'est pas traiter la toxicomanie mais s'occuper, au contraire, de tous les risques pour la santé avant qu'apparaisse la pharmacodépendance.

L'action préventive

La définition de la prévention primaire, dans le domaine de la politique de la santé, est connue depuis fort longtemps et s'adapte aux catégories de troubles les plus divers. La prévention primaire consiste à préciser les attitudes et les mesures destinées à diminuer l'emprise d'un désordre connu pour ses incidences dans le domaine de la santé sur une population donnée, en réduisant les risques d'apparition de cas nouveaux.

La prévention primaire ne saurait se limiter à une description des désordres à éviter. Comme nous l'avons vu plus haut l'état de santé n'est plus envisagé à l'heure actuelle sous le seul angle médical ni comme la simple absence de maladies. L'OMS précisait en 1980 que la notion de santé correspondait à un bien-être à la fois physique, affectif et social auquel chaque homme a droit. Nous pourrions ajouter : que chaque homme a le droit d'exiger pour lui-même, à partir de ses propres choix et de ses efforts pour parvenir à réaliser les buts qu'il s'est fixés.

L'OMS a tenté d'établir une liste d'indicateurs de santé destinés à orienter les actions préventives individuelles ou collectives au registre de la prévention primaire. Ces indicateurs ne sont pas spécifiques, cela va de soi, de la seule « toxicomanie »; ils ne peuvent que correspondre à des données de base communes aux toxicomanies et à beaucoup d'autres désordres dont les symptômes demeurent d'aspects différents, mais dont les causes profondes se présentent comme très parallèles, quand elles n'apparaissent pas comme relativement communes.

Ces indicateurs de santé ont été considérés comme trop idéaux et trop naïfs par ceux qui préfèrent attribuer aux toxicomanies une cause unique, claire, rationnelle et biologique : tout viendrait du produit; chacun de ces indicateurs pourrait cependant constituer à lui seul une base de réflexion riche de conséquences très positives et très pratiques. Ils permettent d'envisager différents aspects de la qualité et du groupe de vie : la nourriture, les satisfactions professionnelles, le logement, les distractions, l'importance accordée aux relations sociales, à l'usage de tabac, d'alcool, de médicaments. Certains indicateurs portent sur la qualité de l'environnement et s'intéressent aux lieux de résidence, aux problèmes de pollutions, etc. Ils portent aussi sur les investissements sociaux et économiques touchant aux revenus et à la façon de gérer un budget, au degré d'études poursuivies. D'autres concernent les attitudes manifestées à l'égard des soins, l'importance des choix et des investissements en face de la maladie, de sa gestion et de sa prévention.

On a coutume, dans les divers domaines de la santé, de procéder, au moyen de ces indicateurs, à des enquêtes portant sur les conditions d'existence des adultes.

En matière de pharmacodépendances, il paraît logique d'orienter ces enquêtes en direction des modes de vie concernant les adolescents, pour lesquels les facteurs de risques paraissent à la fois assez évidents et assez aigus.

Mais il convient d'aller plus loin. Les processus favorisant la situation de dépendance paraissent parfois tellement avancés à l'adolescence que nous nous trouvons placés devant la nécessité de prendre des mesures qui entrent déjà dans le cadre de la prévention secondaire; nous avons en effet, dans certains cas, à nous préoccuper de réduire au minimum possible une évolution déjà fortement engagée, ce qui relève de la très classique prévention secondaire, la seule à se voir valorisée et développée actuellement, dans le cadre de la « lutte » contre les pharmacodépendances.

En cherchant à mettre en œuvre une prévention primaire qui, tout en ne se voulant pas spécifique des seules toxicomanies, entrerait cependant dans le fameux cadre d'une « lutte contre la drogue », on est conduit à s'intéresser davantage aux risques très précoces rencontrés chez des enfants et aux principaux indicateurs de risques opérant dès l'enfance, à une période à la fois déterminante et encore peu fixée de l'évolution d'une personnalité.

En effectuant nos enquêtes au niveau de cette tranche d'âge, et en orientant vers elle nos actions préventives, nous pourrons prétendre à une prévention plus efficace des toxicomanies sans avoir à nous référer ni au terme de « lutte », ni même au terme trop spécifique et trop superficiel de « toxicomanie ».

Mais une telle orientation, dans nos investigations comme

dans notre action, nous conduirait inévitablement à une enquête sur les environnements naturels de l'enfant à risques, c'est-à-dire sur les deux groupes d'adultes qui contribuent essentiellement à l'entretien des risques comme à leur prévention, les parents d'une part, les enseignants et éducateurs divers d'autre part.

Cela nous ramènerait donc au premier cas de figure, l'étude des indicateurs de santé déjà repérables au sein du monde des adultes.

Le maintien en bonne santé, comme les risques de difficultés allant en sens inverse, ne peuvent dépendre d'un seul facteur. Les risques qu'il s'agit dans une première étape de déterminer, et ensuite de prévenir, dépendent toujours de plusieurs causes.

Toute prévention primaire ne peut donc être comprise que comme multifactorielle, en outre, elle n'apparaît jamais comme spécifique d'une seule forme de difficulté. Nous avons remarqué, tout au long des chapitres précédents, que les diverses variétés de pharmacodépendances résultaient toutes de multiples facteurs et que, par ailleurs, ces mêmes facteurs apparaissaient comme communs aux toxicomanies et à d'autres formes de désordres concernant la santé physique, affective ou sociale des sujets.

La prévention primaire des toxicomanies ne peut donc se limiter à une action unique ou spécifique. Il convient d'agir dans des directions différentes; et, dans chacune de ces directions, on ne peut que retrouver des facteurs de risques qui paraissent à même de conduire à des évolutions n'ayant rien à voir avec les toxicomanies, tout en conservant, pour l'essentiel, le même ordre de causalités originelles.

Agir sur la demande

Il apparaît évident, pour tout observateur attentif de l'ensemble du développement de l'épidémie actuelle de toxicomanies, que les mesures envisagées, à différents niveaux, pour intensifier « la lutte contre la drogue » ne sont pas de nature à modifier sensiblement le nombre des nouveaux toxicomanes victimes de l'épidémie.

Comment en serait-il autrement, tant qu'il sera question de déclarer la guerre à un « ennemi » qui n'est pas le véritable adversaire? Nous nous employons en effet à dévier les énergies en deux directions, utiles et même indispensables, les soins et la répression, mais sans chercher à viser le noyau même de l'ensemble du problème qui ne saurait être limité au produit toxique, et à l'offre de ce produit.

La prévention primaire doit s'intéresser aux facteurs qui déterminent la demande. Une telle préoccupation et un tel mode d'action recueillent auprès du public, des médias et des pouvoirs publics un bien maigre intérêt. Tant qu'il en sera ainsi, les trafiquants grands et petits ou les organismes producteurs seront assurés d'un avenir des plus florissants.

Entendre agir sur la demande, c'est se préoccuper de diminuer l'impact des principaux facteurs de risques, tels qu'ils ont été déterminés par des investigations conduites de façon étendue et rigoureuse.

On évoque trop facilement sans doute, c'est-à-dire sans apporter des arguments assez décisifs, des facteurs d'ordre social ou historique, comme l'abondance dans certaines situations ou la pauvreté dans d'autres, le relâchement dans les systèmes éducatifs, la baisse de l'autorité familiale, la publicité faite autour de la licence des mœurs, les excès de la civilisation de consommation, la pauvreté des idéaux moraux, politiques, philosophiques ou religieux. Rien de cela ne semble décisif au regard des enquêtes.

Les études de l'INSERM en revanche nous montrent de façon très convaincante l'existence de facteurs de risques collectifs liés aux besoins de surconsommation médicamenteuse actuellement constatée chez les adultes; il peut s'agir d'ailleurs de médications prescrites sur ordonnances, ou plus simplement de produits obtenus en vente libre. La publicité faite à la drogue par de nombreuses initiatives médiatiques, conduites dans un but qui se voudrait préventif mais de façon naïve et imprudente, a souvent été perçue comme un facteur d'incitation à la consommation.

Du côté des facteurs plus intimes, on constate le besoin de sensations nouvelles et en particulier transgressives, en rapport avec une violence latente plus facilement exprimable par le comportement que par la parole. Il s'y ajoute un goût du risque, relié à la fois à la transgression et à l'appel à l'aide. On a remarqué depuis longtemps que nombre de jeunes aux comportements asociaux étaient en proie aux pressions des processus mentaux dits « primaires », exigeant, par tous les moyens, une satisfaction de leur tension obtenue de façon totale, immédiate et sans souci de se référer à la raison ni même à la réalité. Le « besoin » éprouvé par le sujet devenu pharmacodépendant, et la sensation de « manque » qui doit être comblé tout de suite, totalement et n'importe comment, appartiennent à ce facteur de risque omniprésent chez tous les marginaux comme chez tous ceux qui tendent à le devenir.

Le défaut d'insertion sociale, en commençant par la mauvaise insertion scolaire, se trouve dans pratiquement l'ensemble des troubles de l'adolescence et de la post-adolescence, y compris, bien sûr, les toxicomanies.

Quand on interroge des toxicomanes sur leurs conceptions très précoces de la loi, des interdits divers, des peines qu'il serait judicieux de prévoir pour des délits majeurs, ou bien sur l'idée qu'ils se faisaient autrefois de la consommation de produits illicites, on se trouve en face d'une permissivité évidente; le plus souvent les sujets éprouvent beaucoup de mal à justifier cette grande permissivité; ou plutôt, ils se montrent assez surpris des questions qui leur sont posées quant aux justifications qu'ils pourraient proposer. On peut se demander s'il s'agit bien d'une véritable permissivité, ou si nous n'avons pas plutôt affaire à une indifférence, à un désintérêt qui touche davantage à un mouvement d'ensemble de morosité de la personnalité, se référant à un ordre dépressif beaucoup plus qu'agressif.

Il paraît évident pour ceux qui ont conduit ces enquêtes, et entendent en tirer des conséquences pratiques au registre de la prévention, que ces principaux facteurs mis en évidence de façon assez probante, ne sont nullement spécifiques d'une forme particulière de personnalité qu'on pourrait rattacher à une entité illusoire dénommée « toxicomanie ». On les retrouve dans toutes les évolutions parallèles aux toxicomanies parmi les post-adolescents de notre époque. Mais il serait erroné toutefois et très fâcheux de prétendre qu'on les rencontre chez l'ensemble de nos jeunes contemporains : l'étude des groupes témoins nous rassure heureusement, et de façon certaine, sur les possibilités plus positives d'évolution du plus grand nombre d'entre eux.

Par voie de conséquence, une action préventive primaire qui se voudrait orientée vers l'évitement des toxicomanies, en jouant sur la nécessité absolue de diminuer la demande, ne pourra pas se présenter de façon aussi simpliste et univoque, ou spécifique, que les bruyantes campagnes qui prétendent « lutter contre la drogue ». Une prévention primaire efficace ne saurait prendre en compte un ensemble de facteurs de risques qu'à partir du moment où ils auront été reconnus chez un individu ou un groupe d'individus. Les mesures de prévention porteront essentiellement sur ces facteurs, de manière à protéger les intéressés non seulement contre la pharmacodépendance, mais contre beaucoup d'autres difficultés qui ne sont pas forcément moins lourdes de conséquences individuelles ou collectives.

Il paraît nécessaire de porter une attention particulière à certains de ces facteurs non spécifiques, rencontrés chez les toxicomanes, de façon assez constante, quand on s'interroge sur leur passé et sur leur fondement affectif.

La dépression

Son intensité peut varier d'un sujet à l'autre, mais le facteur dépressif est présent dans la quasi-totalité des situations affectives rencontrées chez les toxicomanes. Seuls les toxicomanes de structure psychotique parviennent à échapper pendant tout un temps aux mécanismes dépressifs. Mais ce sont aussi les plus violents et quand ils ne parviennent plus à se défendre contre leur fond dépressif, celui-ci réapparaît de façon spectaculaire, souvent dramatique, rendant l'abord thérapeutique fort difficile.

Un tableau clinique de dépression proprement dite est rarement réalisé avant l'instauration de la pharmacodépendance. Mais si l'on examine le sujet au stade préventif, on peut déceler des signes de morosité, de renoncement aux engagements relationnels habituels à cet âge.

Il s'agit en général de sujets qui apparaissent comme mal structurés, mal organisés du point de vue affectif, sans rêveries agréables, sans passions authentiques, sans idéaux vraiment réalistes, en fin de compte sans originalité. Ces signes peuvent être masqués par une hyperactivité de surface, une assurance de soi finalement très factice; on note souvent, chez le prédépressif, un besoin d'affirmer un non-conformisme qui se révèle correspondre au contraire à un néo-conformisme, étroitement soumis aux comportements et aux opinions d'un groupe de semblables trouvant sa cohésion dans des positions systématiquement opposées à toutes les positions prises par les adultes; cela ne constitue qu'une sorte de dépendance négative de ces mêmes positions; on se contente de les prendre comme modèle d'erreur pour manifester aussitôt une adhésion à l'attitude supposée antagoniste.

De telles personnalités demeurent très influençables et sans identité bien définie. Le peu de confiance en soi conduit à la dépendance d'un groupe; les comportements du sujet se limitent alors à une imitation des comportements du groupe. On connaît les conséquences, et pas seulement dans le cadre des toxicomanies, de ce genre de dépendance.

Même quand il ne formule pas clairement une demande de produit toxique, le sujet dépressif souffre d'un vide intérieur, créant le besoin d'un apport réconfortant. La demande d'aide et de complément extérieur, destinée à rassurer une personnalité qui s'estime trop fragile, peut prendre des formes très diverses. L'offre de produit n'est jamais très efficace sur une personnalité qui se sent assez solidement investir le monde extérieur de façon active, et qui se sait, en retour, bien investie par lui. Elle rencontre beaucoup plus de succès auprès d'un sujet dépressif chez lequel existe une demande latente, une attente d'apport extérieur supposé combler magiquement un vide affectif. Cette demande latente constitue l'élément le plus déterminant au moment de la rencontre avec l'offre, elle crée une disposition d'esprit passivement favorable.

Les carences imaginaires

Parmi toutes les erreurs qu'on commet habituellement sur le compte de ce qui constituerait une « toxicomanie », nous avons déjà signalé la tendance à attribuer au produit chimique la capacité de développer une imagination vraiment merveilleuse.

On participe ainsi au faux discours tenu par le toxicomane qui prétend attendre – et obtenir – de son produit une action vraiment magique, totalement reçue de l'extérieur.

Quand on examine l'univers des rêves et des pensées des sujets devenus pharmacodépendants, on est rapidement convaincu du contraire; la misère de leur système de représentations est flagrante. Ils n'ont aucune vie imaginaire satisfaisante. Et ils ne sont pas devenus ainsi sous la seule influence de la drogue; c'est au contraire en raison de leurs carences imaginaires préexistantes qu'ils sont toxicomanes. Ces carences les ont incités à s'adresser à la drogue en accordant foi à de fausses promesses.

L'imaginaire fonctionnant de façon heureuse demeure un signe de bonne santé affective; il ne s'agit pas, comme dans la simple imagination, de produire des images fixes et répétitives, plus ou moins esthétiquement valables. Le bon fonctionnement imaginaire est producteur de mises en scènes, en relations et en mouvements, des personnages qui représentent le sujet et ses divers interlocuteurs habituels, sous des déguisements multiples et dans les situations les plus variées.

Une carence du fonctionnement imaginaire appauvrit le registre mental; du même coup, les limites ainsi apportées obligent le sujet à s'exprimer autrement que par des pensées et des paroles destinées à traduire ces pensées, à leur préférer des comportements et des discours qui se contentent de justifier ces comportements.

Cette carence se voit sans aucun doute grandement favorisée par la façon dont on valorise, dans les bandes dessinées pour enfants, dans les films ou à la télévision, les actions et les cris, à la place de paroles porteuses de pensées et de constructions imaginaires riches. Nous sommes bien loin des contes de fées, des lectures, des « histoires » racontées aux enfants autrefois.

La façon assez simpliste de fonctionner sur le registre imaginaire que je viens de décrire est acceptable chez le petit enfant, mais si elle se prolonge sans se développer plus positivement, elle constitue un facteur de risque qu'il y aura lieu de reconnaître à temps afin d'aider le sujet à mieux accepter et à mieux élaborer ses pensées.

Les carences identificatoires

Beaucoup de jeunes ont du mal à sortir d'une crise d'adolescence qui paraît interminable, et dans laquelle ils ont eu déjà beaucoup de mal à s'engager, en abandonnant la sujétion qui consiste soit à imiter servilement les adultes, soit au contraire à s'opposer systématiquement à eux. Il n'est pas possible pour ces post-adolescents de se reconnaître le droit de se constituer une personnalité vraiment originale, bien à eux, à partir d'identifications à des adultes qu'il ne s'agit ni de copier ni de rejeter en bloc. Ils ne savent pas faire le tri entre ce que les adultes leur apportent et ce qui, de toute évidence, n'est pas adaptable à leur personnalité. Cette situation d'indécision est génératrice de conflits et de troubles.

Les enquêtes épidémiologiques ont montré les carences rencontrées chez les enfants de parents qui constituent des modèles identificatoires trop faibles et trop inconsistants. Le plus grave n'est certainement pas de s'affronter avec ses parents, ni même qu'ils s'affrontent entre eux, voire qu'ils se séparent par suite d'un conflit actif et clairement reconnu. Le modèle identificatoire le plus défavorable est constitué par des parents mous, plus ou moins dépressifs et blasés, peu présents affectivement, qu'ils se séparent (par simple lassitude, sans rien engager de vraiment nouveau, de vraiment positif) ou non.

Il n'est pas étonnant de voir les conséquences de cette précarité des modèles identificatoires se révéler dans un manque de structuration et de maturation d'enfants qui sont plus prompts à copier les autres, à les solliciter passivement, à se sentir, par voie de conséquence, toujours insatisfaits et toujours frustrés. On comprend ainsi la facilité avec laquelle ces enfants vont trouver ou susciter des situations de besoin, de manque.

Ces facteurs prédisposent à la dépendance des objets matériels et à la dépendance des autres individus, à la passivité devant les pressions extérieures, celles qui émanent des différents groupes sociaux rencontrés, et en particulier la dépendance des leaders (plus ou moins valables) de ces groupes. Le dealer se glisse facilement dans un tel circuit, hautement réceptif et vulnérable, même quand ce dealer ne parvient pas à devenir le leader officiel du groupe, ou évite, par prudence, de prendre ce risque.

Les idéaux affichés par ces groupes de sujets à hauts risques demeurent fixés à un souci de se démarquer, dans une envolée grandiloquente et parfaitement utopique, de positions parentales estimées trop vagues, trop floues, trop décevantes. Ces poussées naïves à prétention réparatrice entraînent parfois le jeune vers l'adhésion, purement défensive malgré son aspect extérieur violent, à des idéologies marquées par leur radicalisme et leur turbulence. Au bout du compte, on retrouve toujours la trace de la déception, et un cheminement plus ou moins rapide vers la dépression.

Les aspirations idéales, comme les principales références à une morale qui devrait être avant tout personnalisée, demeurent extérieures au sujet, purement formelles, inopérantes et parfois même assez agressives; le sujet se crée des ennemis fantasmatiques; il les situe à l'extérieur et retourne ensuite l'agression contre lui-même, comme pour se punir d'une faiblesse incoercible, vécue dans un double sentiment de culpabilité et de persécution.

Du point de vue de la prévention primaire, il importe que les adultes constituant l'environnement naturel de l'enfant donnent d'eux-mêmes une image suffisamment nette et suffisamment solide pour permettre au processus identificatoire de se dérouler harmonieusement. Il convient, en plus de sa solidité, que cette représentation de l'adulte soit assez stable pour permettre au jeune de la prendre comme cible, soit de mouvements positifs d'identification, soit de rejets éventuels d'une autre partie de cette représentation. C'est en effet dans un double mouvement d'acceptation et de rejet des images partielles qu'il se fait des adultes, que l'enfant pourra gravir les degrés progressifs de sa maturation affective.

Chapitre 14

L'éducation pour la santé

Une prévention primaire vraiment efficace en face des principaux facteurs de risques prédisposant les jeunes à une demande de drogues, ou à une simple acceptation de l'offre de toxiques qui pourrait leur être proposée, ne peut être conçue que comme une prévention primaire *intégrée* dans le cadre éducatif qui entoure l'enfant puis l'adolescent. Cette prévention primaire intégrée concerne par ailleurs bien d'autres aspects que les seules toxicomanies puisque nous avons vu que les principaux facteurs de risques révélés par les enquêtes effectuées auprès des jeunes sont communs aux toxicomanies et à nombre d'autres désordres qui peuvent se révéler dans les comportements de la post-adolescence. C'est donc dire toute l'importance que les spécialistes de ces problèmes attachent à la mise en place d'une prévention primaire correcte au sein des différents systèmes éducatifs.

Les initiatives en matière de prévention primaire se multiplient un peu partout dans le monde depuis ces dernières années. Signalons en particulier le congrès international tenu à Montréal en septembre 1989 et qui a dénoncé les limites d'une action préventive axée sur la seule prétention à la lutte contre l'offre de produits toxiques, en préconisant en revanche le développement d'une prévention primaire centrée essentiellement sur les mesures pouvant contribuer à diminuer la demande.

Un plan d'action a été proposé à Paris en novembre 1989 par cinq experts désignés par le ministre de la Santé. La prévention y est comprise comme devant être globale, incluant le tabagisme, l'alcoolisme et la surconsommation des médicaments.

Depuis plus de dix ans, les comités d'experts du Conseil de l'Europe à Strasbourg ont insisté sur la nécessité de concevoir les actions de prévention primaire intégrée comme relevant d'une conception nouvelle et plus globale de l'éducation pour la santé.

Ces comités d'experts ont commencé par déblayer un terrain jusque-là trop centré sur les seules toxicomanies aux produits illicites. Ils ont montré que les efforts de prévention primaire devaient concerner aussi l'abus des drogues licites, alcool et tabac. Puis ils ont été conduits à définir une action multidisciplinaire et continue portant sur toutes les difficultés qui peuvent correspondre aux mêmes facteurs de risques que ceux qui ont été définis comme du registre des risques d'abus des substances nuisibles quelles qu'elles soient. Ces experts ont été amenés à conclure, à la suite de nombreuses études et des évaluations des expériences, que les actions trop focalisées sur « la lutte contre la drogue » et trop éphémères ne laissaient pas apparaître les résultats promis; parfois même, au contraire, ce genre d'actions conduisait à une recrudescence de la demande de produits toxiques.

Nous en avons eu un exemple à propos de la consommation d'alcool dans le nord de la France. Une campagne assez bruyante contre les excès de la consommation d'alcool, conduite auprès des jeunes, s'était matérialisée par l'installation dans certaines discothèques d'alcootests à cadran, destinés à montrer aux clients de l'établissement leur taux d'alcoolémie en fin de soirée. Le résultat d'une telle campagne fut édifiant : chaque soir, les jeunes clients organisaient un concours dont le gagnant était celui qui parvenait au plus haut degré d'alcool dans le sang, le cadran de l'alcootest faisant foi, après un « dernier verre », pour départager les champions. Ce n'était pas à l'âge de ces consommateurs avérés qu'une action limitée somme toute à l'information pouvait se montrer efficace. Il aurait été nécessaire de commencer beaucoup plus tôt et d'une façon plus adéquate; il aurait fallu faire passer, dès l'époque de l'enfance, des messages positifs et proposer des exemples environnementaux qui ne soient pas compris comme une valorisation sociale et « virile » de l'abus de l'alcool, devenu pour eux, de façon très évidente, un refuge contre la morosité et la dépression ou une réaction contre l'environnement familial lui-même.

C'est en ce sens que les comités d'experts du Conseil de l'Europe ont proposé un programme assez large d'éducation pour la santé, comprise non pas seulement comme l'absence de maladies, mais comme un état de bien-être positif qui mobilise toutes les forces de l'individu; il est naturel d'attendre l'aide des autres, des parents, des éducateurs, des pouvoirs publics pour se faire une première idée, d'abord extérieure, de ce que peut être la santé; mais la santé individuelle est avant tout un problème intérieur et personnel, un choix de vie, l'affirmation d'une volonté tendue vers des satisfactions authentiques et réalistes.

Une brochure a été éditée par le Conseil de l'Europe pour diffuser les travaux et les conclusions des différents comités d'experts. Il faut reconnaître que ce document très sérieux et très circonstancié a eu beaucoup moins de succès auprès du public, des médias et des pouvoirs publics que l'habituel discours naïf et répétitif traitant de « la lutte contre la drogue », du renforcement de la répression, ou de la multiplication des centres qui se disent compétents pour soigner des sujets déjà drogués.

Par souci de ne pas relâcher ses efforts de persuasion, et par souci aussi de vérifier le bien-fondé de ses hypothèses, le département de la Santé et le département de l'Éducation du Conseil de l'Europe ont décidé de faire procéder à des expériences pilotes dans plusieurs pays de la Communauté, en liaison avec les organismes voisins de la Communauté européenne à Luxembourg et de l'OMS à Copenhague. Les actions conjointes du professeur F. Marziale et du professeur K. Vuylsteek furent déterminantes à ce propos.

Comme groupe cible, on s'est intéressé à une population scolaire n'ayant pas encore été marquée par des désordres précis. L'école permet de plus un suivi régulier et global dans un cadre naturel; les entreprises d'éducation pour la santé vont se voir intégrées à l'enseignement ordinaire, en tant que préparation à la vie; la discussion avec les élèves est elle-même largement encouragée.

Nous savons que les enfants sont spontanément très influencés par leur environnement; le milieu scolaire se révèle d'une importance particulière et peut en outre être assez rapidement acquis aux principes de l'éducation pour la santé. Mais il convient de ne pas négliger un milieu plus essentiel encore pour l'enfant : le milieu familial. La collaboration des parents est donc indispensable, conjointement à l'action des maîtres et des éducateurs, pour mener à bien une entreprise préventive suffisamment prometteuse.

Une action préventive qui se veut globale, permanente et intégrée, doit tenir compte aussi des autres milieux desquels dépend plus ou moins fortement l'enfant, c'est-à-dire des différents sous-groupes jouant, pendant le même temps, dans les mêmes espaces socio-économiques que les parents : leur ethnie ou leur nationalité d'origine, leur appartenance religieuse ou politique, leur lieu de résidence, les associations diverses auxquelles la famille ou les enfants participent.

Tout en respectant les vocations personnelles de ces sous-groupes, en évitant de tomber dans un climat de pression sur les enfants, on propose aux uns et aux autres une réflexion débouchant non pas sur des interdits ou des condamnations, mais sur un désir de rechercher en commun, entre adultes et dans leur dialogue avec les enfants, les modèles relationnels les plus propices au développement de la santé physique et morale des jeunes.

Un certain nombre de programmes de base ont été proposés, selon le niveau d'âge et de scolarité auquel on s'adresse; le souci commun de tous ces programmes demeure celui de la globalité de l'entreprise.

Trois étapes sont en général prévues. Tout d'abord un inventaire des besoins précis des différents milieux où se trouve placé l'enfant et un inventaire de ses propres besoins. Puis il convient d'analyser les facilités dont les uns et les autres disposent pour une action préventive intégrée, et d'analyser aussi les obstacles à une telle action. La troisième étape est celle de la mise au point et de la réalisation des programmes.

Une action supplémentaire nous semble essentielle : l'évaluation des programmes réalisés. Mais une telle action ne se présente pas comme une quatrième étape, car elle ne se limite pas à une simple mesure terminale. L'évaluation devrait, en effet, porter sur chacune des étapes de la réalisation de l'ensemble du programme.

Les promoteurs de ces programmes insistent sur trois impératifs à ne jamais perdre de vue, à savoir la globalité des actions, la participation des différents environnements, le suivi dans la coordination des actions.

Les entreprises de prévention plus traditionnelles ont connu des échecs, en raison de l'origine trop artificielle peut-être des initiatives et de leur caractère trop limité, comme d'un souci d'obtenir très rapidement des résultats qu'on voudrait évidents et convaincants.

Il est parfois difficile de persuader les pouvoirs publics de l'utilité d'une action globale et coordonnée à long terme. Chacun espère trop souvent tirer bénéfice, avant la prochaine échéance électorale, de résultats rapides et évidents. La participation très active des différents organismes administratifs intéressés ne peut commencer qu'après avoir convaincu les responsables politiques de ces organismes de la positivité d'une action globale et bien coordonnée dont ils sont au départ un des leviers essentiels.

L'OMS a défini l'éducation pour la santé comme une incitation qui permet aux individus ou aux groupes d'adopter des attitudes de nature à faciliter l'accès à un bon niveau de santé.

Nous sommes loin des prétentions anciennes d'une prévention centrée, de façon isolée et souvent mal coordonnée, sur l'information, le modèle médical, et conduite selon une approche de type paternaliste avec une séparation arbitraire des thèmes envisagés et un morcellement des actions conduites ici et là. Privilégier le modèle médical conduit à considérer la maladie comme une sorte de faute dont le sujet et son environnement se sentent très vite honteux ou même parfois coupables.

En France, un comité de promotion de la santé a été prévu auprès des Directions régionales des Affaires sanitaires et sociales. Des observatoires régionaux de la santé pourront déterminer les conditions optimales de mise en place de mesures d'éducation préventive. Mais ces propositions d'actions nouvelles demeurent encore très récentes. L'attrait des campagnes massives du type « la drogue, parlons-en avant qu'elle ne lui parle » entretient encore beaucoup d'illusions auprès de l'opinion publique, et aussi des décideurs dans l'administration et les pouvoirs publics.

Le Rapport Trautmann comporte dans ses propositions un chapitre consacré à la prévention qui met l'accent sur la prévention primaire et la nécessité d'agir sur la demande. Onze projets pilotes d'éducation pour la santé ont été élaborés en Europe (Irlande, Belgique, France, Allemagne, Grèce, Italie, Espagne, Grande-Bretagne et Finlande). Le projet français conçu à Redon, bien qu'engagé dans de très bonnes conditions, a dû être interrompu et un nouveau projet a été entrepris depuis, de façon assez positive, à Rennes. Il repose sur l'action de professeurs de français, de biologie, de mathématiques et d'éducation physique. Le projet belge englobe parents et enfants, d'origine belge ou immigrée. Le projet grec s'appuie sur les écoles normales où sont formés les futurs maîtres. En Allemagne l'accent est mis sur le rejet des produits malsains en général. Le projet britannique, quant à lui, s'est attaché à modifier les programmes scolaires pour y intégrer l'éducation pour la santé.

Le problème des formateurs

On a coutume d'appeler « formateurs » des personnes qui ont cru devoir se spécialiser dans la seule « toxicomanie », mais dont le mode d'action principal est en réalité l'information, considérée d'un point de vue très classique et trop superficiel (« la drogue parlons-en »). C'est toujours le discours sur le produit qui prime, au détriment d'une réflexion sur les causes profondes de l'épidémie.

Pour mieux préparer les adolescents de demain à ce qui est vraiment une existence d'adulte, valorisant la santé, et le bien-être que la santé ne peut manquer d'apporter sur les différents registres de la vie, il est clair qu'il faut commencer par transformer cette approche de la « formation ».

Dans la ligne de la politique d'ouverture et d'approfondissement qui s'est dégagée des travaux des commissions du Conseil de l'Europe à Strasbourg, nous donnons un sens plus large du point de vue du cadre, et plus précis du point de vue du mode d'action, au terme de « formateur ».

Dans toute entreprise préventive primaire pertinente, on ne peut que passer par les environnements naturels de l'enfant et de l'adolescent et sensibiliser ces « formateurs », dans leurs fonctions traditionnelles, à l'importance comme à la difficulté de leur rôle. Il ne paraît pas possible d'assumer valablement un tel rôle dans un climat de passivité routinière, alors que les adultes comme les enfants se voient confrontés à des changements économiques et socioculturels assez radicaux.

On répartira donc les formateurs en trois groupes principaux :
— la famille,
— l'école,
— les éducateurs extra-scolaires de différents statuts.

Chacun de ces environnements naturels est chargé d'une mission différente, mais contribue grandement par ses moyens propres à la maturation affective de l'enfant et de l'adolescent.

S'il sait persuader l'enfant de l'intérêt qu'il a à laisser s'éveiller en lui, par des voies productives, le dynamisme affectif qui sommeille, l'adulte aidera cet enfant à se créer des buts de vie attractifs et satisfaisants. On ne rencontrera alors que très peu de risques de dépressivité, peu de carences imaginaires ou identificatoires, et relativement peu aussi d'agressivité proprement dite.

Pour assumer correctement son action formatrice sur l'enfant, l'adulte devra se trouver en mesure d'encourager le développement instinctuel violent et libidinal dont tout être humain est doté à sa naissance, mais qui n'apparaîtra comme opératoire que grâce à l'apport d'une induction extérieure adéquate. Mais une telle induction, indispensable à la réalisation progressive des aspirations profondes du sujet, ne peut avoir un effet positif que si l'adulte, en même temps qu'il développe son action incitatrice, rassure l'enfant en le protégeant contre un excès d'excitations extérieures qui viendraient s'ajouter, de façon intempestive, aux excitations intérieures déjà vécues comme assez effrayantes à elles seules.

C'est donc dans un double mouvement d'incitation et de pare-excitation que doit opérer un « formateur », quel que soit son statut. Le dosage entre les deux attitudes, qui paraissent à première vue contradictoires, n'est pas facile à déterminer de façon trop théorique. Plus le formateur se verra lui-même à l'aise avec son obligatoire ambivalence profonde entre ses tendances et la négociation nécessaire des mêmes tendances, plus il se trouvera à l'aise dans l'action qu'il aura à conduire auprès de l'enfant, afin d'accompagner ce dernier dans le long et délicat chemin de la maîtrise de ses besoins et de la réalisation de ses désirs.

On sait, depuis longtemps, que tout interdire ne conduit qu'à des colères rentrées ou à des révoltes plus ou moins désordonnées. On doit reconnaître à l'inverse que tout permettre déclenche chez l'enfant un sentiment d'abandon débouchant sur la réclamation, la quémande et la dépression.

Il ne saurait être question, bien entendu, de proposer à toutes les personnes impliquées dans l'éducation pour la santé de s'allonger sur le divan pour entreprendre une psychanalyse.

Nous avons tout intérêt à conserver un aspect vraiment naturel aux différents modes d'intervention des adultes qui auront à valoriser la santé des points de vue corporel, mental et social. Il y a donc lieu de chercher à utiliser les formateurs tels qu'ils sont et de s'attacher à les aider, à les éclairer, en commençant par écouter ou susciter en eux le désir d'être éclairés.

On ne va pas changer les parents, mais on conserve la possibilité de les aider, les déculpabiliser, les désangoisser et les sensibiliser à des aspects un peu trop souvent laissés dans l'ombre, à propos du rôle éducatif de première importance joué par la famille.

On peut agir de même avec les enseignants de tous niveaux et de toutes spécialités, comme avec les différentes catégories qui, en dehors du monde scolaire, contribuent à l'éducation, à la culture, au développement sportif ou artistique des jeunes, à leurs loisirs ou aussi, bien entendu, à leurs réflexions idéologiques.

On évoque souvent la nécessité de « former des formateurs » et on envisage des programmes spécifiques en ce sens. Une telle préoccupation n'est point inutile et peut être un appoint très sérieux, sur des registres particuliers, à une politique générale de mise en place d'une éducation pour la santé.

Mais nous ne pouvons perdre de vue que le principe même qui se trouve à la base d'une entreprise de prévention primaire intégrée, passant par l'éducation pour la santé, repose sur l'utilisation d'intervenants déjà en place et appartenant aux environnements naturels de l'enfant ou de l'adolescent.

Une « formation des formateurs » ne devrait donc pas tellement être comprise comme la formation, à l'extérieur de l'environnement naturel, de spécialistes jusque-là étrangers à ce qui se passe dans cet environnement naturel s'occupant de l'enfant ou de l'adolescent; il s'agirait plutôt de proposer un complément de formation, à la demande des formateurs naturels eux-mêmes et portant sur les points où ils solliciteraient cette aide. La mise en place d'une sorte de « formation continue » pourrait représenter un appoint appréciable à chacun : on voit mal comment mettre en œuvre les programmes de prévention primaire centrés sur l'éducation pour la santé sans cette forme de participation à une réflexion qui doit être permanente, de même que l'évaluation des actions doit être effectuée de façon continue.

Il n'en demeure pas moins possible d'envisager, en plus, l'aide d'intervenants plus spécifiques, venus de l'extérieur, et contribuant par leurs fonctions, à la fois dynamisantes et catalytiques, au travail de fond quotidiennement opéré par les formateurs naturels.

Mais surtout, on ne doit pas perdre de vue l'essentiel : le souci de la communication, du dialogue, de la réflexion conduite de concert entre les adultes et les jeunes eux-mêmes, entre les différentes catégories de jeunes et entre les différentes catégories d'adultes évoluant spontanément autour des jeunes.

Dans tout programme de prévention reposant sur une éducation pour la santé, il s'agit de faciliter, de dédramatiser et d'éclairer le dialogue entretenu entre les parents et leurs enfants. Il serait extrêmement fâcheux que les enseignants ou les éducateurs habituels de l'enfant ne soient pas associés à ce dialogue. A plus forte raison, il apparaîtrait dangereux que les enseignants ou les éducateurs aient l'impression, fondée ou non, que les parents cherchent à dévaloriser ou à mettre en question leur action propre. Il serait très dommageable également que la famille s'estime, à tort ou à raison, mise en accusation auprès des enfants par les enseignants ou les éducateurs qui ont reçu la charge de leur formation. Enfin, il serait désastreux que les enfants ou les adolescents considèrent que les adultes (parents, enseignants et éducateurs réunis) s'entendent pour décider en dehors des principaux intéressés (c'est-à-dire des jeunes) de leur sort, peut-être même pour les mettre en accusation ou se liguer contre eux.

Non seulement il faut réunir toutes les énergies disponibles mais il est aussi indispensable, préalablement à toute action devant être conduite de concert, de s'attacher à éliminer les risques de méprises, de conflits, voire de sentiments de persécution.

Pour toutes les raisons qui viennent d'être succinctement évoquées, l'éducation pour la santé intégrée dans les actions quotidiennes conduites autour de l'enfant nécessite beaucoup de précautions, beaucoup de compréhension et beaucoup de conviction. Tout ne peut se ramener à une somme de connaissances; il s'agit aussi d'un art de vivre et d'un art de communiquer aux autres cet art de vivre, de la façon la plus spontanée possible.

Il ne reste pas moins vrai que dans un certain nombre de cas, à l'école, au collège ou au lycée on remarque, des élèves dont la famille, pour des raisons très diverses, a pu se montrer particulièrement défaillante quant à l'essentiel de ses fonctions éducatives.

Les enseignants ou les éducateurs extra-scolaires qui sont témoins de ces difficultés, éprouvées par ces enfants sous la forme d'échecs scolaires, de morosité, d'agressivité ou d'autres signes allant dans le même sens, ne peuvent se contenter de mettre en accusation les parents maladroits, insouciants, voire déprimés ou agressifs. On reproche bien souvent aux éducateurs et aux enseignants de ne rien faire pour suppléer aux carences parentales; or nombre d'enfants en difficulté se rendent parfaitement compte de l'insuffisance des apports familiaux dont ils se trouvent victimes, mais ils éprouvent comme très blessant pour eux qu'on puisse, de l'extérieur, porter un jugement trop sévère sur le compte de leurs parents.

En revanche, beaucoup d'enfants ou d'adolescents en difficulté recherchent parmi les adultes des cibles identificatoires ou imaginaires de suppléance et de substitution.

Ils peuvent s'adresser à des oncles ou des tantes, des cousins plus âgés, des voisins, des amis. Mais le plus souvent ce report des images parentales s'effectue en direction des enseignants ou des éducateurs du moment.

Il convient donc d'être en mesure de répondre à de telles demandes, parfois pressantes. Des enseignants et des éducateurs ont pris depuis longtemps conscience de ce problème et des difficultés résultant du désir d'assumer un tel rôle. Ils souhaitent très souvent être aidés ou éclairés devant des responsabilités auxquelles ils n'étaient pas préparés. On m'a demandé de collaborer ici ou là à de nombreuses initiatives en ce sens, prises par des chefs d'établissement puis par des rectorats, et progressivement généralisées par l'Éducation nationale. Le principe général, qui connaît beaucoup de variations possibles, tourne autour de la notion « d'adultes-relais » : il s'agit de personnels de statuts divers qui, au sein d'un établissement, acceptent d'être désignés pour écouter plus spécialement les élèves qui voudraient engager un dialogue personnel ou collectif avec eux, en dehors même des problèmes concernant la scolarité.

Sans avoir à jouer le rôle du psychanalyste, ces adultes « médiateurs » essaient de partir des difficultés manifestes évidentes et de les situer dans le cadre des difficultés intimes du sujet, afin de déterminer la meilleure façon de s'en occuper, au besoin par le moyen d'une psychothérapie avec un spécialiste compétent.

Nous nous retrouvons très précisément ici dans la voie d'une véritable éducation pour la santé, intégrée dans le champ des environnements naturels de l'enfant, tout en laissant à ce dernier une liberté au moins relative dans le choix de ses interlocuteurs, sans qu'il ait le sentiment d'être entraîné malgré lui dans le champ spécifique de la médecine ou de la psychiatrie.

Les médias

Le Rapport Marziale présenté dès 1982 au Conseil de l'Europe faisait déjà état du rôle éducatif que pourraient jouer les médias en matière de pharmacodépendances. Il s'agit surtout d'éviter tout ce qui ressortit à une publicité nocive. On connaît en effet le maigre résultat ou même les résultats négatifs enregistrés dans les expériences d'évaluation portant sur des opérations trop ponctuelles d'information à prétention préventive.

Il est évident que les agents de la presse, de la radio ou de la télévision n'ont pas à se transformer en apôtres de la « lutte contre la drogue »; surtout pas. On connaît la vanité de ce genre d'action à consonance trop négative et trop partiale. Mais serait-ce trop demander aux médias que de nous présenter au moins autant de discours ou d'images allant dans le sens de l'épanouissement, de l'amour véritable, du bien-être et de la santé que d'évocations de la violence, des déchéances les plus diverses et de la mort? Informer le public qu'il existe des terroristes en prison, des bandits qu'on recherche, des parents abusifs, des enfants maltraités, appartient aux obligations professionnelles de tout journaliste. Mais ne montrer que cela, insister spécialement sur cela, pour mieux négocier son produit, relève d'une infraction à une éthique élémentaire qui devrait se voir respectée; les errements en ce domaine mériteraient de se voir tout autant stigmatisés par des associations de consommateurs de médias, que les fraudes commerciales ou industrielles le sont par les associations de consommateurs tout court.

Nous sommes tous des consommateurs de médias et progressivement de plus en plus gros consommateurs; nous avons droit à une information de qualité, non seulement dans le style, l'image ou le son, mais surtout dans la façon même dont nous est présentée la vie, l'actualité avec ses drames, ses défaillances mais aussi ses aspects positifs, les espoirs que nous apportent les progrès des techniques, de la pensée, des institutions, et des échanges avec leurs conséquences bénéfiques pour les relations humaines.

C'est par le canal habituel et naturel du quotidien ou de l'hebdomadaire, des informations de la radio ou du reportage télévisé que peut passer un message positif qui n'ait rien à voir avec un quelconque sermon mais pourrait se présenter comme porteur d'une réflexion, d'une expérience, d'une espérance vers un mieux-être individuel et collectif.

Ainsi qu'on l'a souvent rappelé, les toxicomanies ne doivent être considérées par les médias ni comme un spectacle ni comme un moyen d'accrocher le public. Montrer en revanche la nature du drame plus profond qui se cache derrière cette caricature destinée à masquer d'autres misères, c'est déjà s'engager dans une voie préventive. En mettant ainsi l'accent sur les raisons de la demande, on se voit incité à mieux situer les racines du drame et le lieu où un remède est proposable avec une meilleure chance d'efficience.

Il n'est pas inoffensif non plus de mettre en avant de façon systématique et délibérée dans les écrits ou les images, une représentation de la « toxicomanie », chosifiée, isolée, séparée des autres drames ou des autres aboutissants reposant sur les mêmes motivations intimes ou sociales.

Trop souvent on parle du « toxicomane » d'une façon simpliste et imprudente, en mêlant tous les supports chimiques, tous les états de dépendances qu'ils soient graves ou légers, en mélangeant à la fois les usagers et les gros pharmacodépendants. Cela aboutit à une sorte de radicalisme systématique, bien toléré et alimenté par tous, sans qu'aucune ligue de défense de l'individu ne vienne prêcher la prudence, la justice ni la vérité.

Accentuer les facteurs d'épouvante en jouant sur le risque (trop réel hélas) du sida, en entendant simplement « faire peur » évite peut-être aux non-toxicomanes phobiques de faire l'amour, mais ne peut que renforcer les sentiments de violence, d'attrait du risque, du jeu avec la mort, mort de soi et mort des autres, qui poussent le gros toxicomane vers un jeu infernal analogue au jeu de la roulette russe, comme cela nous est rappelé dans les études de A. Charles-Nicolas.

On a vu, depuis longtemps, des spécialistes connus du traitement des pharmacodépendances proclamer que « la drogue » c'était avant tout dans la tête qu'il fallait en chercher les effets, tout autant que les racines. Il ne s'agit pas seulement de la tête du toxicomane lui-même. La drogue est aussi présente dans l'esprit du public qui cherche à rejeter, sur une entité dont la spécificité est illusoire et qui est devenue une sorte de « bouc émissaire », l'origine de tous les désordres survenus dans les relations établies entre jeunes et adultes. En allant dans ce sens, les médias enfoncent encore davantage dans la tête du public une erreur et une illusion qu'il serait si facile de démythifier, si chacun prenait ses responsabilités et s'efforçait davantage de rendre compte de la complexité des choses humaines, de leurs versants inévitablement contradictoires, donc aussi des versants positifs pouvant constituer des sphères attractives, des buts de vie à aménager, selon les originalités de chacun, selon les goûts de chacun.

Le rôle des médias n'est nullement de prendre en charge de façon directe une prévention des toxicomanies. Montrer sans cesse et de façon exclusive des toxicomanes avérés, ou des familles de toxicomanes avérés, ou des soignants de toxicomanes avérés, ou seulement des opérations de répression, ou seulement des champs de plantes pouvant produire des stupéfiants, ne constitue pas une marque de « l'objectivité » dont sont prêts à se réclamer, à très juste titre, les représentants des médias. Il faudrait faire connaître au public ce que peuvent être les éléments de base d'une vie heureuse, sans souci particulier de normaliser ni de proposer des critères idéaux, mais en cherchant à montrer de quelle nature sont les échecs de certaines vies, leurs origines, et quels sont les principaux facteurs de risques, comme on le fait assez souvent à propos des maladies de nature physique, par exemple le diabète ou le cancer du poumon. Pourquoi se comporter autrement quand il s'agit de désordres affectifs ? Pourquoi, dans le cas de pharmacodépendances ou de désordres parallèles, ne montrer que les conséquences de ces désordres, sans en dévoiler les causes ni les attitudes qui permettraient de les éviter ?

Il entre dans le rôle des médias de rappeler les points de vue et les actions de ceux qui s'occupent de l'éducation pour la santé en matière de difficultés rencontrées chez l'enfant ou l'adolescent, comme ils s'emploient très activement et très justement à rappeler les points de vue et les actions de ceux qui s'occupent d'éducation préventive dans le registre biologique.

On reconnaît volontiers que la drogue tue beaucoup moins que les accidents de la route, mais tout ce qui se manifeste extérieurement comme en relation avec « la drogue » revêt beaucoup plus d'importance pour les médias que les accidents de la route. Cependant quand on déclenche une opération médiatique sur les accidents de la route on cherche à déterminer quels sont les principaux facteurs de risques et on passe en revue les moyens de prévenir ces risques; on donne alors la parole à ceux qui s'occupent de prévention. Il est bien rare qu'une opération médiatique sur les pharmacodépendances ne se borne pas à faire parler des toxicomanes, des médecins qui les soignent, des policiers ou des juges; on se limite à l'action de « la drogue » et au combat « contre la drogue »; on ne cherche que très rarement à remonter vers les causes de la demande, à étudier les moyens de prévenir cette demande, qui constitue le fond même du problème et en étend considérablement chaque jour les limites.

La tâche spécifique des médias consiste à recueillir des avis divers, à des registres divers, autour d'un problème qu'il s'agit de mieux cerner, pour améliorer les connaissances du public et faciliter les prises de conscience de ce public. Le rôle des médias est d'équilibrer les possibilités d'influence des uns et des autres lorsque des discours divergent sur un même problème ou dans la façon d'aborder ce même problème, sous ses différentes facettes ou à ses différents niveaux. Il est certain que la description des opérations policières ou l'image du « drogué repentant », qu'on s'est contenté trop souvent de désintoxiquer et qui ne parle que de la drogue, attire beaucoup plus le lecteur ou le téléspectateur que le discours d'un comité d'experts européens en matière de prévention, taxés défensivement d'intellectuels, de théoriciens, voire d'utopistes.

On a comparé parfois le journaliste au psychiatre. Comme ce dernier, le journaliste risque de se voir manipulé par la pression du public; on lui demande souvent de chercher à évacuer, de la façon la plus habile qui soit, un problème gênant, en tenant en même temps, si possible, un discours dérivatif et rassurant.

Une certaine psychiatrie a réussi à reprendre sa liberté. Une partie au moins des médias est-elle prête à suivre le même chemin vers l'indépendance et le dire vrai?

Les pouvoirs publics

Le rapport des ministres de la Santé des États membres du Conseil de l'Europe préconise, à propos des pharmacodépendances et en matière de promotion de santé, « une planification globale, intégrée et coordonnée, tant au niveau central que régional et local ». Cela implique une coordination effective entre les différents secteurs concernés, bien au-delà de la notion de maladie, par la politique de la santé, en particulier entre les différents ministères pouvant, dans chaque nation, concourir à une action globale et cohérente à la fois.

Or on remarque que, dans beaucoup de pays, la coordination mise en place à grand renfort de déclarations publiques se préoccupe davantage des traitements de jeunes déjà contaminés par le produit ou des mesures répressives ou judiciaires que des recherches concernant les raisons de la demande et la prévention primaire des principaux facteurs de risques.

Par ailleurs, la plus ou moins bonne volonté des médias est apparue, pendant longtemps, comme le seul moyen dont ont disposé les organismes chargés de cette coordination de « la lutte contre la drogue » pour affirmer leur existence. Les maigres crédits dont disposaient ces comités, fort éphémères, n'étaient même pas suffisants pour assurer la diversification des spécialistes indispensables qui auraient dû y collaborer.

Il est souhaitable que les budgets plus conséquents mis à la disposition des organismes actuels soient, pour leur plus grande partie, dirigés vers la prévention dont le développement apparaît comme très en retard bien que beaucoup plus important ou beaucoup plus urgent que le fait de réunir de façon régulière dans un climat forcément assez académique, les seuls représentants des institutions soignantes et les seuls représentants de la police ou de la justice, dont l'éventuelle collaboration se limite aux effets de la drogue ou au trafic de celle-ci, sans intéresser directement un effort consacré à la diminution de la demande.

Il en est de même, bien sûr, des comités départementaux de « lutte contre la toxicomanie », ce qui suppose dans leur appellation même (d'où découle leur composition) à la fois un climat de « lutte » et une pharmacodépendance déjà déclarée.

Le rapport Trautmann fait opportunément état dans sa partie critique d'une absence, en France, de projet assez global, mais s'arrête peut-être un peu trop complaisamment sur l'insuffisance des moyens accordés et en posant de façon assez peu précise le problème des carences de réflexions et de décisions d'ordre stratégique, en particulier dans le cadre de la prévention.

Le chapitre du rapport Trautmann qui porte sur la prévention met en évidence les dangers de l'information dissuasive pouvant conduire à un isolement des jeunes. J'ajouterai que cette forme d'information est connue comme conduisant également bien souvent au besoin de transgression. On préconise le dialogue, ce qui suppose, en premier lieu, une écoute des personnes et un effort de compréhension de leurs problèmes. Il s'agit de toucher « l'environnement psycho-affectif et social des jeunes, la famille, le quartier, l'école, le groupe de jeunes ».

Le rapport pose pour principe que l'adulte doit exprimer clairement son désaccord face à l'usage de drogue. Nous pourrions compléter cette proposition par la nécessité non seulement du discours mais aussi de l'exemple donné par l'adulte, et cet exemple doit pouvoir être reçu comme sincère par le jeune. Le fait de ne pas utiliser de stupéfiant soi-même ne peut suffire à prouver la conviction et la clarté de la pensée de l'adulte; un exemple crédible doit refléter une attitude globale et positive sur l'ensemble des problèmes concernant la santé et le bien-être. Il ne suffit pas de prôner l'abstinence de produits toxiques, ni de montrer l'exemple de l'abstention d'un usage de tels produits si, à côté, l'adulte donne un fort mauvais exemple de l'usage qu'il fait du tabac, de l'alcool, des médicaments, de la roulette, du « petit noir », de son alimentation, de sa conduite automobile... ou même de son travail, devenu forme subtile de dépendance de l'être tout entier.

Une des difficultés majeures rencontrées par les pouvoirs publics dans l'élaboration d'une action préventive qui se voudrait « globale » porte sur le sens donné au terme de « globalité ».

Nous avons vu plus haut que la globalité indispensable en prévention primaire intégrée implique la prise en charge des problèmes par l'ensemble des partenaires constituant l'environnement naturel des enfants ou des adolescents, en particulier pour ce qui concerne les facteurs de risques, repérés dans les enquêtes épidémiologiques.

Or, au niveau des gouvernements, le souci de globalité est souvent compris comme une collaboration courtoise à un discours commun du plus grand nombre possible de ministères, quel que soit le rapport de ceux-ci avec une véritable action préventive. Étant donné les grandes variations constatées dans les appellations utilisées, selon les pays et les remaniements gouvernementaux, il est difficile d'établir de façon très précise quels sont les intitulés exacts des ministères susceptibles de collaborer vraiment à une éducation pour la santé.

En France, s'il s'agit d'une « lutte contre la drogue » au sens étroit du terme, c'est-à-dire portant essentiellement sur une action opérée sur l'offre de produits illégaux, il est logique de voir s'associer dans cette action les ministères de la Justice, de l'Intérieur (dont dépend la police) et des Finances (dont dépend le service des douanes). On a vu pendant un certain temps le ministère de la Justice assurer lui-même des fonctions de tutelle et de coordination de l'ensemble de la « lutte contre la drogue » au sein d'un organisme, heureusement très transitoire.

On connaît les limites d'une telle façon de concevoir les choses et ses conséquences néfastes sur les préoccupations vraiment préventives s'intéressant en premier lieu à la demande.

La présence du ministère de la Santé s'impose certes au sein de tout organisme coordinateur de l'action préventive, surtout par l'intermédiaire de ceux de ses services qui s'intéressent aux aspects positifs de la santé et aux politiques diverses de prévention, de même qu'à la protection sociale. Mais le ministère le plus sensible à la mise en place de programmes réalistes de prévention primaire intégrée demeure sans aucun doute le ministère de l'Éducation nationale.

Il serait très regrettable que l'arrière-fond d'une pensée médicale existant chez beaucoup des décideurs habituels opérant au nom de la « Santé » ne permette pas au ministère de l'Éducation de tenir et de jouer le rôle essentiel qui lui revient dans des actions d'éducation pour la santé centrées sur les enfants et les adolescents. Il ne serait pas meilleur, sans doute, que le ministère de l'Éducation nationale envisage de gérer seul, et en parfaite indépendance, une action préventive de type éducatif visant la santé des jeunes. Une telle autonomie conduirait en réalité à l'isolement et à la fragmentation.

A l'échelon des départements ou des régions, partout où une expérience heureuse a pu être tentée, elle reposait sur un accord préalable et durable, associant le rectorat et les inspections académiques d'une part, les services régionaux ou départementaux des affaires sanitaires et sociales d'autre part.

Un autre partenaire ministériel incontournable est constitué par le département chargé de la Jeunesse, des Sports et des Loisirs – quels que soient les intitulés successifs sous lesquels sont rangés ces genres de préoccupations...

Les différentes formes de foyers ou de lieux d'accueil, la présence d'un personnel sensibilisé aux principales difficultés rencontrées par les jeunes ou les groupes de jeunes, les possibilités d'expression assez librement offertes à chacun, constituent des éléments de qualification ayant donné des preuves de leur efficacité au registre d'une action vraiment préventive, associée aux services de l'enseignement et de la santé opérant sur les mêmes groupes d'âge, aux mêmes moments, et sur les mêmes lieux d'implantation.

Bien entendu, une stratégie visant à la globalité d'actions portant elles-mêmes sur la globalité des problèmes, se doit, comme on a depuis longtemps cherché à le faire, d'inclure toutes les associations qui s'intéressent aux espoirs et aux difficultés rencontrés par les jeunes.

Mais l'expérience nous a montré le danger possible de paralysie de la réflexion et de l'action préventive lorsqu'on accorde une part trop prépondérante à des associations essentiellement centrées sur la « lutte contre la drogue ». Des réactions de défense qui ne manquent pas de se greffer sur un souci au départ très louable risquent de renforcer les tendances transgressives chez certains jeunes, jusqu'à produire un effet d'exclusion.

L'accent a été mis, tout au long de ce travail, sur la nécessité de développer une réflexion sur les origines de la demande de produits déclenchant secondairement la dépendance et de développer aussi une action préventive essentiellement primaire, globale et intégrée à l'égard des différents facteurs de risques déterminant la demande. J'ai jugé nécessaire d'insister fortement sur cet aspect des choses, qui concerne les toxicomanies mais ne peut être considéré comme intéressant seulement les toxicomanies.

Tous les organismes qui entendent s'occuper de la répression ont hautement raison de poursuivre, d'intensifier et d'améliorer leurs conditions spécifiques de travail.

Les initiatives visant non seulement à désintoxiquer les sujets dépendants (ce qui est souvent assez simple) mais surtout à traiter le fond de leurs problèmes et à conduire à une réadaptation de la personnalité et de la relation, réalisent une œuvre méritoire dont nous n'avons plus à démontrer l'utilité.

Mais ce n'est ni à l'un ni à l'autre de ces deux niveaux d'intervention que se situe une prévention primaire destinée à juguler, en amont, l'épidémie actuelle de consommations désastreuses. La prévention primaire nécessite d'autres réflexions, d'autres registres de préoccupations, d'autres champs d'action.

Un souci permanent de globalité qui guide toute action préventive primaire ouvre forcément le dialogue sur l'écoute de ce qu'ont à nous dire de leurs expériences les gens de terrain de soins et même les spécialistes de la répression; mais les maîtres d'œuvre et de pensée, en matière de prévention primaire, ont à se situer dans une orientation tout à fait différente.

Conclusion

Dès qu'on sort du discours habituel limité aux produits toxiques, à la répression et aux soins, on se voit accusé d'ignorer les réalités ou de négliger les urgences.

Comment ne tiendrait-on pas compte, en effet, de la masse de ceux qui sont devenus toxicomanes? D'autant plus que leur évolution apparaît comme assombrie encore, pour certains, par les risques de contracter le sida.

J'ai traité moi-même, depuis bien des années, un certain nombre de ces jeunes en proie à des souffrances difficilement tolérables, et engagés dans le chemin qui, sans l'aide thérapeutique nécessaire, les aurait conduits sûrement à la mort. Mais j'ai rencontré aussi beaucoup d'autres formes moins impressionnantes de dépendances de drogues illégales ou légales.

Il est à mon avis dangereux de parler de la toxicomanie, comme s'il existait une forme unique de personnalité pharmacodépendante. En admettant une diversité non seulement des symptômes apparents mais surtout des structures de la personnalité sous-jacente, nous pourrons nous rendre compte que derrière les façades de la pharmacodépendance se rangent des personnalités très différentes (dépressives, autopunitives, autodestructrices de natures variées, etc.) et que les fondements affectifs qui ont conduit à une pharmacodépendance, auraient tout aussi bien pu entraîner un jeune vers d'autres formes de comportements : par exemple l'alcoolisme, le tabagisme, la violence, les attitudes délinquantes ou suicidaires, etc.

Il n'y a donc aucun avantage à fragmenter nos observations et nos informations, en opérant une sélection en direction des comportements apparents seulement, au détriment des causes profondes de la souffrance ainsi exprimée, et en direction des pharmacodépendances seulement, alors qu'il ne s'agit là que d'une des modalités (la plus évidente il est vrai de nos jours) des souffrances et des angoisses plus profondes trop souvent éprouvées dans la vie quotidienne.

Nous n'avons aucun intérêt à isoler et à chosifier une entité théorique factice désignée comme représentant globalement la toxicomanie, car les mesures pratiques envisagées à l'encontre d'une entité théorique factice ne peuvent que demeurer inefficientes; malgré leur volume ou le bruit fait autour d'elles, de telles mesures ne parviendront même pas à déculpabiliser les publics les plus inquiets; or c'est dans ce but que ces mesures se voient le plus souvent déployées.

Le produit toxique, cela existe, cela a toujours existé et cela existera toujours; mais le produit ne constitue un danger qu'à partir du moment où apparaît une demande profonde, consciente ou non, exprimée ou non. Les toxicomanes cela existe, malheureusement; mais seulement à partir du moment où, chez le sujet, la demande, fondée sur un besoin de l'apport d'éléments magiques et extérieurs destinés à combler un vide affectif, parvient à engendrer le manque. En revanche la toxicomanie, cela n'existe pas en soi; on ne peut considérer comme réelle une abstraction englobant arbitrairement toutes les formes d'utilisation de produits toxiques et laissant en même temps de côté d'autres comportements graves de conséquences ayant les mêmes causes, en ne tenant aucun compte des prédispositions repérables avant le contact avec la drogue; l'emploi d'une dénomination illusoire nous entraîne à beaucoup d'erreurs et à beaucoup de déceptions.

Une meilleure compréhension des problèmes ne peut

s'arrêter à l'intérêt porté à ceux qui sont déjà atteints par une pharmacodépendance, ou une autre forme de manifestation d'échec et de souffrance.

Les soins donnés aux sujets atteints envahissent actuellement la quasi-totalité des préoccupations de l'opinion, des médias ou des pouvoirs publics. Un effort d'approfondissement des problèmes posés peut nous aider à comprendre quelles sont les racines des troubles constatés. Mais porter exclusivement nos efforts sur les conséquences observables risque de ne plus nous laisser assez d'énergie ni de lucidité pour nous pencher sur ce qui demeure tout de même capital : prévenir l'apparition de cas nouveaux, qui viendraient grossir une épidémie dont on cherche seulement à limiter les effets, comme on le faisait autrefois pour la lèpre ou la peste.

Le problème essentiel reste donc celui de la prévention, plus spécialement la prévention primaire, c'est-à-dire celle qui doit intervenir avant que le sujet ne soit déjà atteint. Dans le cas particulier des pharmacodépendances, la prévention doit porter sur les raisons déterminant la demande de produits toxiques en général et aussi sur les tendances à adopter des conduites de dépendance. On ne peut se contenter, en effet, de mesures destinées simplement à réduire l'offre des produits déclarés illicites.

Les limites et les ambiguïtés évidentes de la répression ne permettent pas de contester pour autant son utilité, mais nous sommes conduits à développer surtout nos recherches sur les mesures à visée préventive portant sur la demande.

Toute réflexion à ce propos passe, dans un premier temps, par l'étude des facteurs de risques le plus souvent rencontrés chez les sujets menacés avant qu'ils ne tombent dans la pharmacodépendance.

Une approche purement statistique du « problème-drogue » n'est pas possible; elle ne peut que contribuer à entretenir les erreurs ou les illusions que j'ai cherché à mettre en évidence. Le Centre national de documentation sur les toxicomanies comme les équipes spécialisées de l'INSERM ont montré, en France, l'avantage des enquêtes épidémiologiques dans la détermination des principaux facteurs de risques détectables avant qu'il ne soit trop tard et sur lesquels il est tout à fait possible de faire porter une action préventive, si nous voulons prendre réellement le problème par le bon bout.

On peut prétendre lutter de façon isolée ou sélective contre la toxicomanie car le succès même d'une telle entreprise, si on n'agissait pas en même temps sur les facteurs profonds communs à ce symptôme ainsi qu'à d'autres symptômes, ne pourrait que conduire au renforcement de ces derniers; nous favoriserions simplement ainsi un déplacement des façons d'exprimer une souffrance dont la cause demeure inchangée.

Dans différentes nations européennes ont été mis en place des programmes de prévention primaire inspirés des travaux des commissions d'experts opérant auprès du Conseil de l'Europe.

Ces initiatives entrent dans le cadre d'une éducation pour la santé intégrée aux dispositions éducatives locales. On y préconise une attitude avant tout positive, c'est-à-dire une sensibilisation aux avantages d'une santé physique, affective et relationnelle devant constituer un but de vie attractif et personnalisé.

Il apparaît parfois difficile de faire admettre à l'opinion publique la nécessité de réviser nombre de ses attitudes traditionnelles et défensives, surtout si celles-ci se cachent derrière l'affirmation d'un « modernisme » de couverture. Ce pseudo-libéralisme frileux se traduit souvent par un renoncement à la prise en compte des problèmes les plus sérieux, voire par une passivité proche de la dépression devant des idéaux qui facilitaient la tâche des générations précédentes.

Une véritable éducation pour la santé ne peut résulter que d'un dialogue constant et désangoissé entre les enfants et adolescents d'une part, et leurs aînés de l'autre, soit essentiellement deux milieux : la famille et les institutions éducatives.

Si nous ne parvenons pas à faire dialoguer très tôt, et

de façon permanente, ces trois pôles : les jeunes, les parents, les personnages chargés de l'institution éducative, nous ne parviendrons qu'à des résultats fort décevants. Il faut admettre aussi que nous ne pouvons espérer des changements déterminants dans les mois qui suivent la mise en place d'une action préventive primaire.

Toute prévention primaire, quel qu'en soit le domaine d'application, représente une opération à long terme. On l'admet dans d'autres registres; mais devant l'émotion créée par les toxicomanies, l'opinion publique, les médias et les pouvoirs publics attendent et réclament des résultats à la fois radicaux et immédiats. On se rapproche donc des façons de penser décrites chez l'enfant : « Tout, et tout de suite »; les observateurs avertis estiment qu'il convient d'ajouter : « N'importe comment. »

C'est aussi une façon de penser à peu près constante chez les post-adolescents qui deviennent toxicomanes.

En matière de prévention des pharmacodépendances et des troubles qui demeurent du même ordre, il conviendrait que le public ne se conduise ni comme les enfants ni comme les toxicomanes; qu'il ne réclame pas « tout » et « tout de suite », sans se sentir lui-même mobilisé. Il conviendrait surtout que le public n'entretienne pas l'illusion que la prévention des souffrances profondes de toute une génération pourra se faire « n'importe comment ».

Annexes

I
Loi du 31 décembre 1970
(Extraits)

Lutte contre la toxicomanie

Art. L. 355-14. – Toute personne usant d'une façon illicite de substances ou plantes classées comme stupéfiants, est placée sous la surveillance de l'autorité sanitaire.

CHAPITRE Ier

Dispositions particulières aux personnes signalées
par le procureur de la République

Art. L. 355-15. – Chaque fois que le procureur de la République (...) aura enjoint à une personne ayant fait un usage illicite de stupéfiants, de suivre une cure de désintoxication ou de se placer sous surveillance médicale, il en informera l'autorité sanitaire compétente. Celle-ci fait procéder à un examen médical et à une enquête sur la vie familiale, professionnelle et sociale de l'intéressé.

Art. L. 355-16. – 1° Si, après examen médical, il apparaît que la personne est intoxiquée, l'autorité sanitaire lui enjoint de se présenter dans un établissement *agréé choisi* par l'intéressé, ou à défaut désigné d'office, pour suivre une cure de désintoxication.
(...)
3° L'autorité sanitaire contrôle le déroulement du traitement et informe

régulièrement le parquet de la situation médicale et sociale de la personne.

4° En cas d'interruption du traitement, le directeur de l'établissement ou le médecin responsable du traitement en informent immédiatement l'autorité sanitaire qui prévient le parquet.

Art. L. 355-17. – 1° Si, après examen médical, il apparaît à l'autorité sanitaire que l'état de la personne ne nécessite pas une cure de désintoxication, cette autorité lui enjoindra de se placer, tout le temps nécessaire, sous surveillance médicale, soit d'un médecin choisi par elle, soit d'un dispensaire d'hygiène sociale ou d'un établissement sanitaire agréé, public ou privé.

(...)

3° L'autorité sanitaire contrôle le déroulement du traitement et informe régulièrement le parquet de la situation médicale et sociale de la personne.

4° En cas d'interruption de la surveillance médicale, le médecin responsable du traitement en informe immédiatement l'autorité sanitaire qui prévient le parquet.

CHAPITRE II

Dispositions particulières aux personnes signalées par les services médicaux et sociaux

Art. L. 355-18. – L'autorité sanitaire peut être saisie du cas d'une personne usant d'une façon illicite de stupéfiants soit par le certificat d'un médecin, soit par le rapport d'une assistante sociale. Elle fait alors procéder à un examen médical et à une enquête sur la vie familiale, professionnelle et sociale de l'intéressé.

Art. L. 355-19. – Si, après examen médical, il apparaît que la personne est intoxiquée, l'autorité sanitaire lui enjoint d'avoir à se présenter dans un établissement agréé, choisi par l'intéressé, ou à défaut désigné d'office, pour suivre une cure de désintoxication et d'en apporter la preuve.

Art. L. 355-20. – Si, après examen médical, il apparaît que l'état de la personne ne nécessite pas une cure de désintoxication, l'autorité sanitaire lui enjoindra de se placer, tout le temps nécessaire, sous surveillance médicale, soit du médecin choisi par elle, soit d'un dispensaire d'hygiène sociale ou d'un établissement agréé, public ou privé.

II
Quelques adresses pour en savoir plus *

Centre européen de la Jeunesse : 30, Rue Pierre-de-Coubertin –
67000 Strasbourg-Waken. Tél. 88.31.05.31.

Centre national de Documentation sur les Toxicomanies (CNDT) :
14, avenue Berthelot – 69007 Lyon. Tél. 72.72.93.07.

Centre national de Prévention, d'Études et de Recherches en Toxicomanies (CNPER) : 71, avenue Henri-Martin – 75775 Paris Cedex 16.
Tél. 45.03.21.06.

Centres régionaux de Documentation pédagogique (CRDP) : auprès de
chaque rectorat.

Centres régionaux d'Information Jeunesse (CRIJ) : se renseigner auprès
des Directions départementales de la Jeunesse et des Sports et 101, quai
Branly – 75740 Paris Cedex 15.

Centre de thérapies familiales : Monceau – 5, rue Jules-Lefebvre –
75009 Paris. Tél. 42.85.55.21.

Comité français d'Éducation pour la Santé : 2, rue Auguste-Comte –
92170 Vanves. Tél. 46.45.45.00.

Comité national contre le Tabagisme : 126, rue d'Aubervilliers –
75019 Paris. Tél. 40.05.00.44.

Comité Pey-Berland d'Étude et d'Information sur la Drogue : 20, place
Pey-Berland – 33000 Bordeaux. Tél. 56.44.50.99.

Directions départementales des Affaires sanitaires et sociales : renseignements et documentations pouvant être obtenus auprès de la DASS,
s'adresser à chaque préfecture.

Fondation « Toxicomanie et Prévention Jeunesse » : 18, rue de Gergovie
– 75014 Paris. Tél. 40.44.58.50.

---

* Conformément à l'esprit de cet ouvrage, il n'est pas fait mention des lieux
de soins, mais seulement de différents centres d'information pertinents et sûrs,
auxquels le lecteur voudra bien s'adresser pour obtenir tout renseignement
utile.

Haut Comité d'Étude et d'Information sur l'Alcoolisme : 17, rue Margueritte – 75017 Paris. Tél. 42.67.19.41.

Institut de Recherches européen sur les Facteurs de Risques chez l'Enfant et l'Adolescent (IREFREA) : Université Lyon 2 – Service K 228, avenue Pierre-Mendès-France – 69500 Bron. Tél. 78.77.23.23.

Institut de Recherches spécialisées – Service de Documentation : 276, avenue de Laon – 51100 Reims. Tél. 26.87.47.63.

La Rose Bleue : 149, rue Raymond-Losserand – 75014 Paris. Tél. 45.43.39.37.

Service de Documentation : 1, rue Sainte-Catherine – 67000 Strasbourg. Tél. 88.35.61.86.

Sida – Toxicomanie – Marginalité – Adolescence en danger : 68, boulevard Bianqui – 75017 Paris. Tél. 45.80.05.39.

Société d'Enseignement et de Recherche en Toxicomanies : Centre Marmottan – 19, rue d'Armaillé – 75017 Paris. Tél. 45.74.00.04.

Services permanents d'information et de documentation :

TOXIBASE / Réseau national de Documentation sur les Pharmacodépendances : 14, avenue Berthelot – 69007 Lyon. Tél. 78.72.47.45.

TOXITEL / Service télématique d'Information sur la Toxicomanie : 18, rue de Gergovie – 75014 Paris. Tél. 40.44.58.50. Accessible au Minitel : 36.15 TOXITEL.

Répertoires des structures spécialisées pour toxicomanes :

Centre DIDRO : 9, rue Pauly – 75014 Paris. Tél. 45.42.75.00.
MILT : 71, rue Saint-Dominique – 75007 Paris. Tél. 45.55.63.20.

Bibliographie

ANGEL (P.) et ANGEL (S.), *Familles et toxicomanies*, Éditions Universitaires, Paris, 1989.

ANZIEU (D.), *Le Moi-Peau*, Dunod, Paris, 1985.

AULAGNIER (P.), *Les destins du plaisir*, PUF, Paris, 1979.

BERGERET (J.), *La personnalité normale et pathologique*, Dunod, Paris, 1974.

BERGERET (J.) et coll., *Toxicomanes et réalités*, PUL, Lyon, 1979.

BERGERET (J.), FAIN (M.) et coll., *Le psychanalyste à l'écoute du toxicomane*, Dunod, Paris, 1981.

BERGERET (J.) et coll., *Le toxicomane et ses environnements*, PUF, Paris, 1980.

BERGERET (J.), « Les jeunes, la drogue... et les autres », ONU, *Bulletin des stupéfiants*, vol. XXXII, n° 4, 1981.

BERGERET (J.), *Toxicomanie et personnalité*, PUF, Paris, 1982.

BERGERET (J.), LEBLANC (J.) et coll., *Précis des toxicomanies*, Masson, Paris, 1984.

BERGERET (J.), *La violence fondamentale*, Dunod, Paris, 1984.

BLANCHET (M.), « Médecine et pédagogie », in *Traité d'anthropologie médicale*, PUL, Lyon et Montréal, 1985.

BRUSSET (B.), « Enquête familiale et anamnèse », in LEBOVICI (S.), *Traité de Psychiatrie de l'enfant et de l'adolescent*, PUF, Paris, 1985.

BRUSSET (B.), « Psychopathologie de l'adolescence », in LEBOVICI (S.), *Traité de Psychiatrie de l'enfant et de l'adolescent*, PUF, Paris, 1985.

CASTONGUAY (C.), « L'implantation de la loi », in *Actes du Congrès des Administrateurs d'hôpitaux*, ministère des Affaires sociales – Montréal, 1972.

CHARLES-NICOLAS (A.), « Un état-limite : la toxicomanie », in *Act. Psych.* 1979, 8, pp. 54-57.

CHARLES-NICOLAS (A.), « Addiction, passion et ordalie », in *Psychanalyse à l'écoute du toxicomane*, Dunod, Paris, 1981.

CHILAND (C.), « La problématique de l'échec scolaire », in *Confront. Psych.*, Paris, n° 23/1983.

CHILAND (C.), *L'enfant, la famille, l'école*, PUF, Paris, 1989.

CHILAND (C.) et YOUNG (J.G.), *L'enfant dans sa famille – Nouvelle approche de la santé mentale*, PUF, Paris, 1990.

CHOQUET (M.), LEDOUX (S.) et MENKE (H.), *La santé des adolescents*, INSERM, Paris, 1988.

CORIN (E.), « La santé, nouvelles conceptions », in *Traité d'anthropologie médicale*, PUL, Lyon et Montréal, 1985.

COSNIER (J.), « L'éthologie, l'enfant et la communication », in *Psychiatrie de l'enfant*, 1980, n° 1, vol. XXIII, pp. 309-318.

DARCOURT (G.) et coll., « Les états-limites de l'adolescence », in *Rev. méd. Sc. méd.*, 1979, vol. 9, pp. 445.

DAVIDSON (F.), CHOQUET (M.) et DEPAGNE (M.), *Les lycéens devant la drogue et les autres produits psychotropes*, INSERM, Paris, 1974.

DENIS (P.), « Psychopathologie de la période de latence », in LEBOVICI (S.), *Traité de Psychiatrie de l'enfant et de l'adolescent*, PUF, Paris, 1985.

DELRIEU (A.), *L'inconsistance de la toxicomanie*, Navarin, Paris, 1988.

DIATKINE (R.), « Agressivité et fantasmes d'agression », in *RFP*, 1966, n° 2, t. XXX, pp. 15-92.

FACY (F.), *Vers une base de données en toxicomanies*, Rapport INSERM, 1988.

FREJAVILLE (J.-P.), DAVIDSON (F.) et CHOQUET (M.), *Les jeunes et la drogue*, PUF, Paris, 1977.

FREUD (S.), *Trois essais sur la théorie de la sexualité* (1905), trad. fr. Reverchon (B.), Gallimard, Paris, 1949.

FREUD (S.), *Études sur l'hystérie* (1896), trad. fr. Berman (A.), PUF, Paris, 1953.

FREUD (S.), « Pour introduire le narcissisme » (1914), trad. fr. Berger (D.), Laplanche (J.) et coll., in *La vie sexuelle*, PUF, Paris, 1969.

FREUD (S.), « L'organisation génitale infantile » (1923), trad. fr. Berger (D.), Laplanche (J.) et coll., in *La vie sexuelle*, PUF, Paris, 1969.

GREEN (A.), « Passions et destin des pulsions », in *NRP*, 1980, n° 21, H.5-42.

GRUNBERGERT (B.), *Le narcissisme*, Payot, Paris, 1971.

GRUNBERGERT (B.) et CHASSEGUET-SMIRGEL (J.), *Les pulsions*, Talon, Paris, 1980.

HAIM (G.), *Les suicides de l'adolescent*, Payot, Paris, 1969.

HOUZEL (D.), « Psychopathologie de l'enfant », in LEBOVICI (S.), *Traité de Psychiatrie de l'enfant et de l'adolescent*, PUF, Paris, 1985.

JACQ (J.), MAIGROT (J.C.), RIOULONG (N.) et DEFAYOLLE (M.), « Approche épidémiologique des conduites déviantes », in *Journées de l'Ass. des Statist. Univers.*, Nancy, 1981.

JEAMMET (Ph.), « La dépression chez l'adolescent », in LEBOVICI (S.), *Traité de Psychiatrie de l'enfant et de l'adolescent*, PUF, Paris, 1985.

LEBOVICI (S.) et CREMIEUX (R.), « A propos du rôle et de l'image du père », in *Psychiatrie de l'enfant*, 1970, 13, 1, pp. 341-447.

LEBOVICI (S.), « L'approche familiale », in LEBOVICI (S.), *Traité de Psychiatrie de l'enfant et de l'adolescent*, PUF, Paris, 1985.

LEBOVICI (S.), « Les études épidémiologiques », in LEBOVICI (S.), *Traité de Psychiatrie de l'enfant et de l'adolescent*, PUF, Paris, 1985.

LEBOVICI (S.), « Conséquences pour les enfants des crises familiales graves », in LEBOVICI (S.), *Traité de Psychiatrie de l'enfant et de l'adolescent*, PUF, Paris, 1985.

LEBOVICI (S.), DIATKINE (R.) SOULÉ (M.) et coll., *Traité de Psychiatrie de l'enfant et de l'adolescent*, PUF, Paris, 1985.

MARZIALE (F.), *Éducation et prévention de la toxicodépendance dans les travaux du Conseil de l'Europe*, Conseil de l'Europe, Strasbourg, 1982.

ODY (M.), « La carence paternelle », in LEBOVICI (S.), *Traité de Psychiatrie de l'enfant et de l'adolescent*, PUF, Paris, 1985.

OLIEVENSTEIN (C.), *La drogue*, Éditions Universitaires, Paris, 1970.

OLIEVENSTEIN (C.), *Écrits sur la toxicomanie*, Éditions Universitaires, Paris, 1973.

OLIEVENSTEIN (C.) et coll., *La vie du toxicomane*, PUF, Paris, 1982.

OLIEVENSTEIN (C.), *Destin du toxicomane*, Fayard, Paris, 1983.

OLIEVENSTEIN (C.), *Le non-dit des émotions*, Odile Jacob, Paris, 1988.

PELLETIER (M.), *Rapport sur les problèmes de la drogue*, Documentation Française, Paris, 1978.

PEYREFITTE (A.), *Réponses à la violence*, Presses Pocket, Paris, 1977 (2 vol.).

POSTMAN (N.), *Enseigner c'est résister*, Centurion, Paris, 1981.

POSTMAN (N.), *Se distraire à en mourir*, Flammarion, Paris, 1986.

RACAMIER (P.C.), *Antœdipe et ses destins*, Apsygée, Paris, 1989.

RUFFIOT (A.) et coll., *Psychologie du sida*, Mardaga, Liège, 1989.

SCHIEZE (B.), « Images de la médecine », in *Traité d'anthropologie médicale*, PUL, Lyon et Montréal, 1985.

SOULÉ (M.) et coll., *Mère mortifère, mère meurtrière, mère mortifiée*, ESF, Paris, 1982.

SZASZ (J.), *Les rituels de la drogue*, Payot, Paris, 1976.

THERIEN (G.), « Santé, maladie, guérison », in *Traité d'anthropologie médicale*, PUL, Lyon et Montréal, 1985.

TRAUTMANN (C.), Rapport au Premier ministre, *Lutte contre la toxicomanie et le trafic des stupéfiants*, MILT, Paris, 1989.

UNESCO, « Comité des experts sur la coordination des programmes scolaires et extrascolaires concernant les problèmes liés à l'usage des drogues douces », Lisbonne, 1980.

VUYLSTEEK (K.), « Toxicomanie et prévention primaire », in BERGERET (J.) et LEBLANC (J.), *Traité des toxicomanies*, Masson, Paris, 1984.

VUYLSTEEK (K.), *Projet d'évaluation des projets pilotes d'éducation pour la santé et leur développement futur*, Conseil de l'Europe, Strasbourg, 1988.

VUYLSTEEK (K.), « Éducation pour la santé visant à prévenir les toxicomanies », in CNPERT, Entretiens du Sénat, Paris, 1989.

WINNICOTT (D.W.), « Les premières années de la vie », in *RFP* XXVI, 4, 1962, pp. 477 s.

ZAFIROPOULOS (M.), *Le toxicomane n'existe pas*, Navarin, Paris, 1988.

DOCUMENTS CITÉS

CNPERT : « Toxicomanies : apprendre la liberté ». Actes du Centre national de Prévention, d'Études et de Recherches en Toxicomanies. Entretiens du Sénat, Paris, 1989.

Comité d'experts sur la prévention de la toxicomanie – Conseil de l'Europe, Strasbourg, 1981.

Conférence des ministres européens de la Santé (Éducation pour la Santé) Conseil de l'Europe, Strasbourg, 1981.

CONSEIL DE L'EUROPE, Documents du Comité européen de la Santé :
– Activités en matière de pharmacodépendances, 1975.
– Informations sur les problèmes se rapportant aux toxicomanes, 1979.

– Le traitement de la pharmacodépendance, 1980.
– Éducation et prévention de la pharmacodépendance, 1982.
– La prévention de la toxicomanie, 1982.
– Éducation pour la Santé visant à prévenir la toxicomanie, 1984.
– Évaluation des projets pilotes d'éducation pour la Santé, 1988.

INSERM :
– Les lycéens devant la drogue et les autres produits psychotropes, 1974.
– Le toxicomane et ses environnements, 1980.
– La santé des adolescents, 1988.

IREFREA : Actes du Congrès de Venise, « Choix de Vie, choix de Mort », 1989.

MINISTÈRE DE LA SANTÉ : Rapport du Groupe de travail sur l'information en matière de toxicomanies, 1979.

OMS :
– Rapport du Comité technique n° 432, *La Recherche en éducation sanitaire*, 1969.
– Rapport du Comité d'Experts sur la pharmacodépendance, n° 729, 1985.
– Rapport du Comité d'Experts sur la pharmacodépendance, n° 741, 1987.

ONU :
– Rapport de la Commission des Stupéfiants E/CN 7-625, 1978.
– Rapport de la Commission des Stupéfiants E/CN 7-675, 1982.

RAPPORT PELLETIER : « Les problèmes de la drogue », *Documentation française*, Paris, 1978.

RAPPORT PEYREFITTE : « Réponses à la violence », Presses Pocket, Paris, 1977.

RAPPORT TRAUTMANN : « Lutte contre la toxicomanie et le trafic des stupéfiants », MILT, Paris, 1989.

Table des matières

Deuxième partie
LES ILLUSIONS

Troisième partie

LES REMÈDES

Imprimé par Lightning Source France
1 avenue Gutenberg
78310 Maurepas

N° d'édition : 7381-0092-Y